Erste Hilfe pocket für Alltag, Schule und Beruf

Georg Frie
Studiendirektor,
Lehrer für Gesundheitsfachberufe, Rettungsassistent

Dr. Felix Büchner · Handwerk und Technik · Hamburg

Hinweis für den Leser:
Erkenntnisse in Pflege und Medizin entwickeln sich durch Forschung und klinische Erfahrung ständig weiter. In diesem Werk wurde sorgfältig geprüft, dass alle Inhalte, insbesondere therapeutische Angaben, dem derzeitigen Wissensstand entsprechen. Für Änderungen und Fehler, die trotz der sorgfältigen Überprüfung aller Angaben nicht völlig auszuschließen sind, wird keinerlei Haftung übernommen. Jeder Nutzer sollte anhand weiterer Informationsquellen überprüfen, ob es abweichende Angaben gibt und seine Entscheidungen in eigener Verantwortung treffen. Für die Vollständigkeit und Auswahl der aufgeführten Medikamente, Dosierungsanweisungen und Applikationsformen übernimmt der Verlag keine Gewähr. Ein Markenzeichen kann warenrechtlich geschützt sein, ohne dass dieses besonders gekennzeichnet wurde.

ISBN 9783582-04572-1 Best.-Nr: 4572

Verlag Dr. Felix Büchner GmbH & Co. KG – Handwerk und Technik GmbH,
Lademannbogen 135, 22339 Hamburg; Postfach 63 05 00, 22331 Hamburg – 2021
E-Mail: info@handwerk-technik.de – Internet: www.handwerk-technik.de

Satz und Layout: PER MEDIEN & MARKETING GmbH, 38102 Braunschweig
Umschlagmotive: imago stock&people GmbH, Berlin: Titel 5 (Klaus Martin Höfer); iStockphoto.com: Titel 2 (SbytovaMN); Titel 4 (JanekWD); Shutterstock Images LLC, New York, USA: Titel 3 (vchal); Krausen, Scott, Mönchengladbach: U3
Druck: mediaprint solutions GmbH, 33100 Paderborn

Inhaltsverzeichnis

Vorwort

1 Erste Hilfe Grundlagen

1.1 Die Rettungskette 7
Sofortmaßnahmen 8
Weitere Maßnahmen 10
Rettungsdienst 10
Krankenhaus 11
1.2 Erwachsene und Kinder betreuen 11
1.3 Hilfe für Helfer 13
1.4 Infektionsschutz und Hygiene 14

2 Verhalten in besonderen Gefahrensituationen

2.1 Verhalten bei Verkehrsunfällen ... 15
Helmabnahme 19
2.2 Verhalten bei Bränden 21
2.3 Verhalten bei Stromunfällen 23
2.4 Verhalten bei Wasserunfällen 25

3 Sofortmaßnahmen

3.1 Kontrolle von Bewusstsein und Atmung 27
3.2 Stabile Seitenlage 29
3.3 Herz-Lungen-Wiederbelebung ... 31
3.4 Defibrillation 35
3.5 Schockbekämpfung 37
Volumenmangelschock 37
Herzbedingter Schock 39
Allergischer Schock 39
Nervlicher Schock 40
3.6 Blutstillung 41

4 Erste Hilfe Maßnahmen

4.1 Störungen des Bewusstseins 45
Bewusstlosigkeit 45
Gehirnerschütterung 47
Schlaganfall 49
Über-/Unterzuckerung 51
Krampfanfall 53
Fieberkrampf 55
4.2 Störungen der Atmung 57
Verlegung der Atemwege durch Fremdkörper 57
Asthma-Anfall 59
Hyperventilation 61
Krupp-Syndrom 61
Ertrinken 63
4.3 Störungen des Herz-Kreislauf-Systems 65
Ohnmacht 65
Herzinfarkt, Angina pectoris 67
4.4 Weitere akute Erkrankungen 69
Bauchschmerzen 69
Durchfall, Erbrechen 71
Kopfschmerzen, Migräne 73
Ohrenschmerzen und Zahnschmerzen 75
Fieber 77
4.5 Verletzungen des Bewegungsapparates 79
Zerrung, Verstauchung, Verrenkung 79
Knochenbruch 81
Wirbelsäulenverletzung 83
4.6 Blutungen und Wunden 85
Amputationsverletzung 85
Fremdkörper in Wunde, Nase, Ohr und Auge 87
Kopfplatzwunde 89
Nasenbluten 89
Blutungen im Mund- und Zahnbereich 91
Zeckenstich 93
Tierbiss 95
4.7 Verbände 97
Elastischer Bindenverband 97
Wundverband 99
Druckverband 101
Wundschnellverband 103
Dreiecktuch-Stützverband 103

4.8 Thermische Schäden 105
Hitzeerschöpfung und Hitzschlag 105
Sonnenstich 107
Sonnenbrand 109
Verbrennung und Verbrühung ... 111
Unterkühlung 113
Erfrierung 115

4.9 Vergiftungen und Verätzungen ... 117
Vergiftung allgemein 117
Vergiftung mit Alkohol 119
Vergiftung mit Aufputschmitteln und Halluzinogenen 119
Vergiftung mit Haushaltsmitteln/ Schaumbildnern 121
Vergiftung mit Lebensmitteln und Pflanzen 123
Vergiftung mit Kohlenmonoxid ... 125
Verätzungen 127

5 Patienten transportieren

5.1 Patienten beim Gehen unterstützen 129
5.2 Rautek-Rettungsgriff 131
5.3 Vier-Hände-Griff 131
5.4 Transport mit dem Rollstuhl 133
5.5 Transport mit dem Armlehnstuhl .. 135

6 Rechtliche und strukturelle Rahmenbedingungen

6.1 Erste Hilfe im Alltag 136
6.2 Erste Hilfe in Kindertagesstätten .. 137
6.3 Erste Hilfe in Schulen 140
6.4 Erste Hilfe in Betrieben 143

Erste Hilfe Material 146

Nachwort 150

Glossar 151

Sachwortverzeichnis 154

Quellenverzeichnis 158

Bildquellenverzeichnis 159

Vorwort

Erste Hilfe hilft!

Um in Notfallsituationen rasch und fachlich korrekt agieren zu können, sind eine schnelle Auffassungsgabe und Kenntnisse der Ersten Hilfe nötig. Weil Notfälle naturgemäß unvorhersehbar, oft seelisch belastend und äußerst vielfältig in ihrem Erscheinungsbild sind, haben viele Menschen Angst etwas falsch zu machen. Sie sehen dann lieber weg anstatt zu helfen. Dabei kann man eigentlich keine Fehler bei der Ersten Hilfe machen. Außer – nichts zu tun.

Wer im Notfall nichts tut, der kann bestraft werden. Aber die Angst vor Strafe ist in aller Regel völlig unbegründet. Erste Hilfe leisten, bedeutet nämlich nicht, sämtliche Ursachen eines Notfalls zu ergründen, alle Krankheitszeichen zu erkennen oder gar eine schnelle Verbesserung des Gesundheitszustands herbeizuführen. Dies ist selbst für mehrjährig ausgebildete Notfallsanitäter und Notärzte oft schwierig genug. Erste Hilfe leisten, kann vielmehr bedeuten: Den Notruf 112 wählen. Andere Personen zur Mithilfe auffordern. Eine Decke zum Zudecken holen. Beim Patienten bleiben und ihn betreuen. Gerade diese Formen der Ersten Hilfe helfen Betroffenen sehr und werden doch vor lauter Aufregung manchmal vernachlässigt. Ein Helfer, der darüber hinaus in der Lage ist, einen Notfall richtig einzuschätzen und gezielte Hilfsmaßnahmen zu ergreifen, der gehört ohne Zweifel schon zur Kategorie „Fortgeschrittene".

Zu diesem Fortschritt soll das vorliegende Buch einen Beitrag leisten. Jede der Notfallsituationen wird darin kompakt und praxisorientiert beschrieben:

Im Bereich „Wissen" kann sich der Leser einen Überblick über Ursachen und Entstehung des jeweiligen Notfalls verschaffen. Dessen typische Symptome werden anschließend unter dem Stichwort „Erkennen" beschrieben. Der Abschnitt „Handeln" zeigt Maßnahmen auf, die vom Ersthelfer ergriffen werden sollten.

Zahlreiche realitätsnahe Bilder, anschauliche Zeichnungen, Zusatzinformationen und eine klare Sprache machen das Buch zu einem aktuellen und allgemeinverständlichen Helfer für die Erste Hilfe.

Ein besonderer Dank gilt **Andreas Solheid aus Adenau, Rettungsassistent und Arzt** im St. Nikolaus-Stiftshospital in Andernach. Er hat mich bei der Arbeit an diesem Buch mit wertvollen Hinweisen unterstützt.

Ich wünsche Ihnen eine interessierte Lektüre. Danach möge Ihnen das Buch ein hilfreicher Begleiter sein, egal ob im Alltag, in der Schule oder am Arbeitsplatz.

Wenn Ihnen an diesem Werk etwas nicht gefällt oder besonders gut gefällt, schreiben Sie gern an den Verlag Handwerk und Technik (info@handwerk-technik.de).

Hamburg, im Sommer 2021
Georg Frie

1 Erste Hilfe Grundlagen

Zehn Minuten fühlen sich manchmal an wie eine halbe Stunde. Vor allem, wenn man warten muss. Zum Beispiel als Patient oder Ersthelfer auf den Rettungsdienst. Die **Hilfsfrist**, also die gesetzlich vorgesehene maximale Zeit vom Notrufgespräch mit der Rettungsleitstelle bis zum Eintreffen des Rettungsmittels vor Ort, beträgt in Deutschland je nach Bundesland 8–17 Minuten. Die Frist kann und muss allerdings nicht in allen Fällen eingehalten werden, da besondere Vorkommnisse wie ungewöhnlich viele gleichzeitige Einsätze in einer Region, Unfälle, Defekte an Einsatzfahrzeugen während der Anfahrt oder unpassierbare Straßen nicht vorhersehbar sind.

1.1 Die Rettungskette

Die Zeit bis zum Eintreffen eines Rettungsmittels soll ein Ersthelfer sinnvoll überbrücken. Er ist das erste Glied in der Rettungskette. Sie besteht aus vier Gliedern. Für die ersten zwei ist der Ersthelfer verantwortlich, für die folgenden zwei das professionell tätige Personal im Rettungsdienst und Krankenhaus.

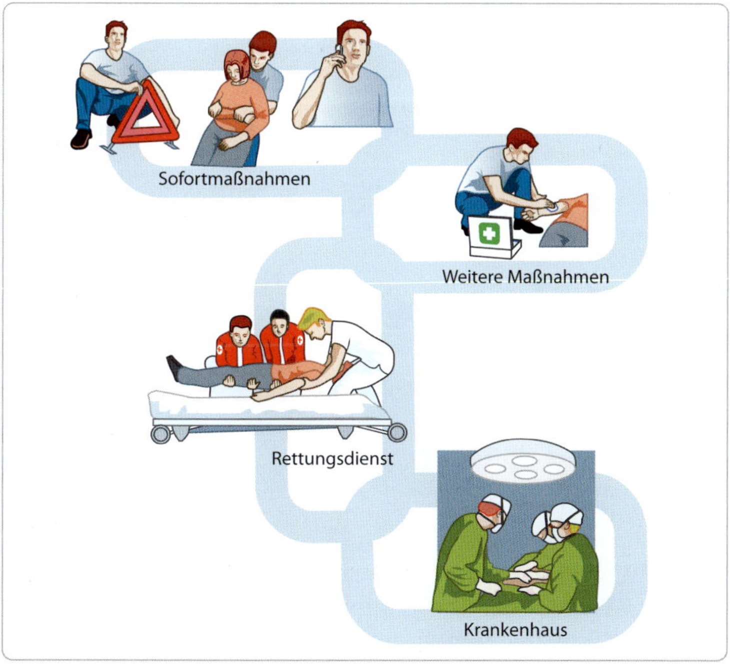

Ersthelfer – ein wichtiges Glied in der Rettungskette.

In manchen Regionen kommen **First Responder** zum Einsatz. Dies sind freiwillige Ersthelfer mit einer zusätzlichen Sanitätsausbildung. Sie werden von der Rettungsleitstelle immer dann alarmiert, wenn sie den Einsatzort wahrscheinlich schneller erreichen können als der Rettungsdienst. Die First Responder führen eine Notfallausrüstung bei sich und kümmern sich um den Patienten bis der Rettungsdienst eintrifft. Auf diese Weise stärken sie die ersten beiden Glieder der Rettungskette.

Sofortmaßnahmen

Erste Hilfe bedeutet zunächst: Sich einen **Überblick verschaffen** über die Situation. Was ist eigentlich passiert? Wie viele Personen sind betroffen? Besteht eine Gefahr für mich als Helfer oder für andere, z.B. durch Strom, Gas, Gift, gefährliche Flüssigkeiten? Die **Eigensicherung** hat stets Vorrang. Motoren und Maschinen müssen abgeschaltet werden. Bei Verkehrsunfällen: Ein Warndreieck muss aufgestellt und bei Dunkelheit die Unfallstelle mit Fahrzeugen beleuchtet werden (siehe Kap. 2).

Die zu ergreifenden Maßnahmen sind von Situation zu Situation unterschiedlich. Bei einem akut erkrankten Familienangehörigen daheim ist die Lage natürlich schneller „gecheckt" als bei einem unübersichtlichen Geschehen an einer Unfallstelle. Es gilt jedoch stets: Erst wenn der Ort des Geschehens sicher ist und Sie die Lage einschätzen können, wenden Sie sich dem bzw. den Verletzen oder Erkrankten zu.

Vor allem bei Brand, Strom- und Wasserunfällen muss der Helfer den **Betroffenen aus dem Gefahrenbereich bringen** um anschließend **lebensrettende Maßnahmen** durchzuführen (siehe Kap. 3).

Wenn Sie in Notfällen helfen, fordern Sie andere Personen zur Mithilfe auf. Gemeinsam fällt das Helfen leichter.

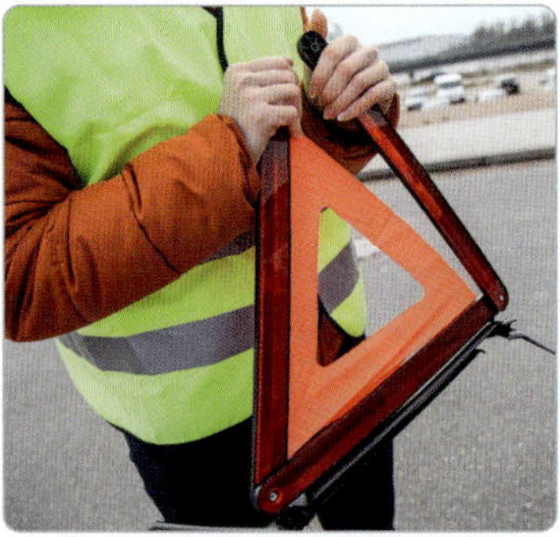

Sicherheit und Eigenschutz gehen vor.

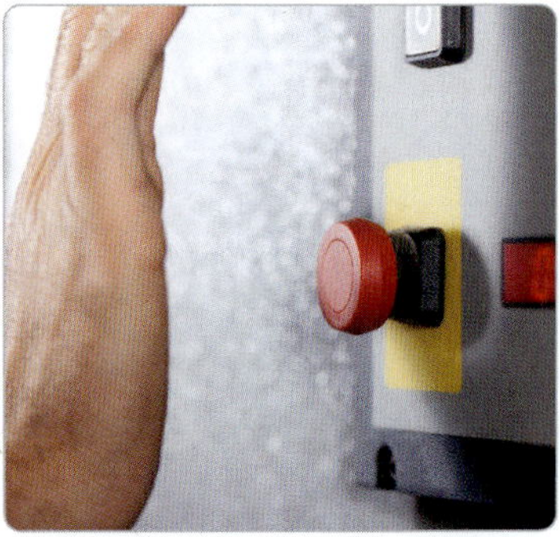

Eigensicherung beachten! Bei Stromunfällen vor dem Kontakt mit dem Patienten immer den Stromkreis unterbrechen.

Parallel wird der **Notruf** abgesetzt. Je früher der Rettungsdienst eintrifft, desto besser für den Verunglückten. Wichtig: Keine Scheu vor der 112! Solange der Notruf nicht vorsätzlich oder „zum Spaß“ missbraucht wird, drohen dem Anrufer keine Sanktionen. Auch dann nicht, wenn sich herausstellen sollte, dass das Rettungsteam umsonst ausgerückt ist, weil der Patient keiner professionellen Hilfe bedarf. Besser einmal zu oft die 112 wählen als einmal zu wenig.

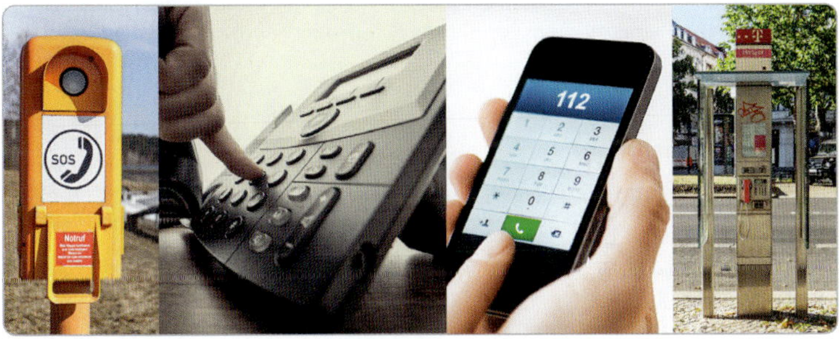

Der Notruf kann auf verschiedenen Wegen getätigt werden

Bei einem Notruf übernimmt der Disponent in der Rettungsleitstelle die Gesprächsführung. Die folgenden Informationen werden von ihm abgefragt und müssen nicht in Form von „W-Fragen“ auswendig gelernt werden:

- Wo ist der Notfallort? (Adresse, Stockwerk)
- Was ist passiert? (Art des Notfalls, z. B. medizinischer Notfall, Verkehrsunfall, Brand, Gefahrstoffe)
- Wie viele Personen sind erkrankt/verletzt?
- Wer ist der Anrufer?
- Weitere Informationen/Anweisungen an den Anrufer (zur Hilfeleistung, zur Einweisung von Rettungskräften usw.)

In der Regtel alarmiert der Leitstellendisponent das nächstgelegene Rettungsmittel bereits nach Beantwortung der ersten Frage zum Notfallort. Der Anrufer kann also in Ruhe alle weiteren Fragen beantworten. Hilfe ist währenddessen schon unterwegs. Der Disponent – nicht der Anrufer – beendet das Gespräch oder gibt Hinweise zur Durchführung von Maßnahmen zur Ersten Hilfe.

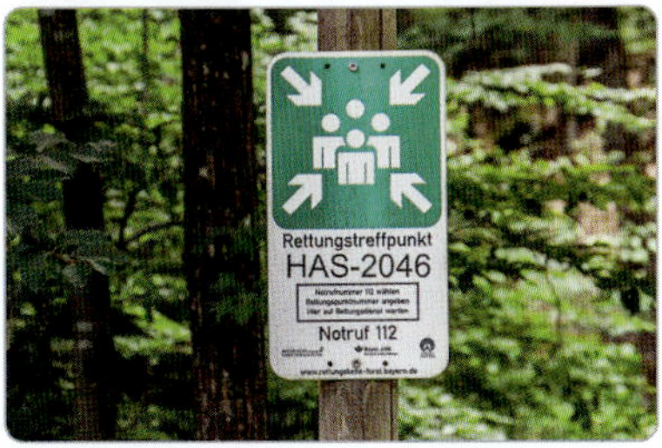

Rettungspunkte erleichtern die Beschreibung und das Auffinden eines Unfallortes in Wäldern für Helfer und Rettungskräfte.

Um zu ermitteln wo der Notfallort ist, fragen Sie Passanten oder halten Sie Ausschau nach Straßenschildern. Oder lokalisieren Sie Ihren Standort auf dem Smartphone.

Wenn eine andere Person den Notruf absetzt, bitten Sie sie, zu Ihnen zurückzukehren, damit Sie sicher sein können, dass der Notruf getätigt wurde.

Falls es sinnvoll erscheint, bitten Sie weitere Helfer, den Rettungsdienst einzuweisen, z. B. in unübersichtlichem Gelände, in Schul- oder Fabrikgebäuden oder Hochhäusern.

Weitere Maßnahmen

Nun kann der Helfer weitere Maßnahmen zur **Betreuung und Hilfeleistung** ergreifen (siehe Kap. 4 ff.), die dem Betroffenen Linderung verschaffen. Zu solchen Maßnahmen zählen zum Beispiel:

- Wärme erhalten durch Zudecken,
- Patienten betreuen,
- Patienten fachgerecht lagern,
- Atmung erleichtern,
- Knochenbrüche (Frakturen) ruhigstellen,
- Wunden verbinden.

Rettungsdienst

Rettungsdienstpersonal sorgt in medizinischen Notfällen für professionelle Behandlung, **Lebensrettung und Transport**. Die Dienste unterscheiden sich je nach Einsatzgebiet:

- Rettungsdienst am Boden: für Krankentransport und Rettungsdienst
- Luftrettung
- Wasserrettung
- Bergrettung

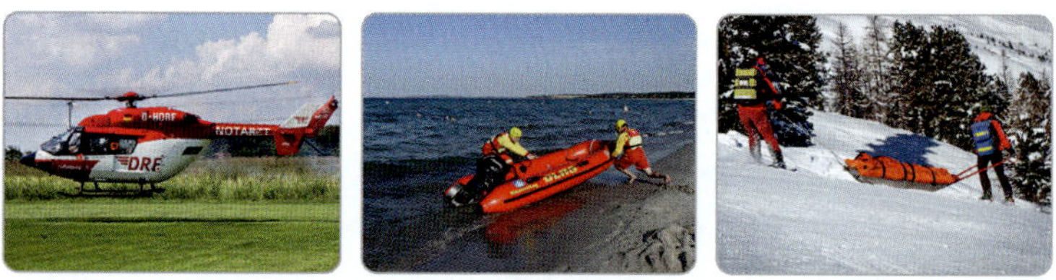

Rettung aus der Luft, im Wasser und in den Bergen.

Im bodengebundenen Rettungsdienst kommen verschiedene Fahrzeuge zum Einsatz. Sie unterscheiden sich hinsichtlich ihrer medizintechnischen Ausstattung sowie der vorgeschriebenen Qualifikation des Personals.

- Krankentransportwagen (KTW)
- Rettungstransportwagen (RTW)
- Notarztwagen (NAW)
- Notarzteinsatzfahrzeug (NEF)

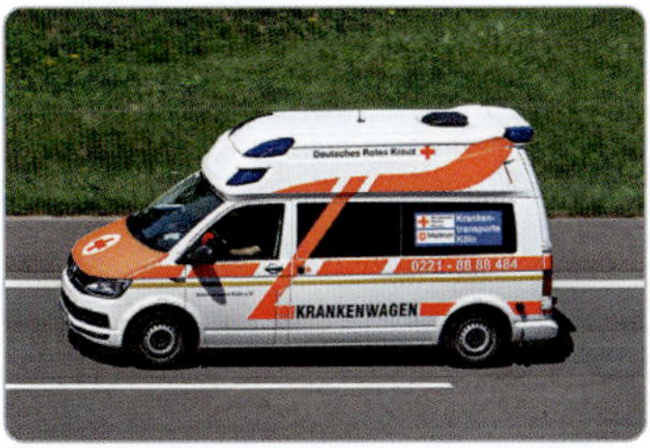

Krankentransportwagen

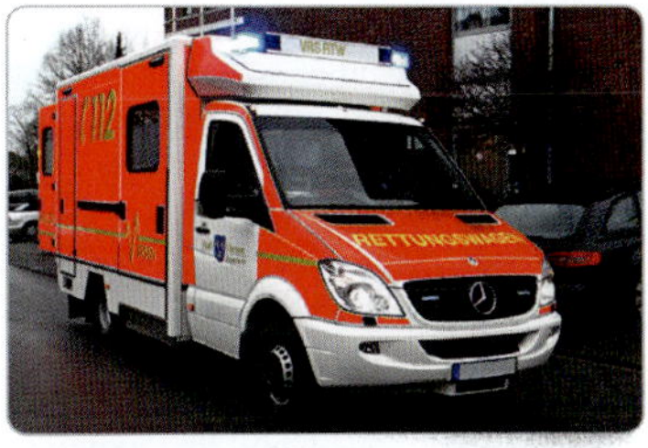

Rettungstransportwagen

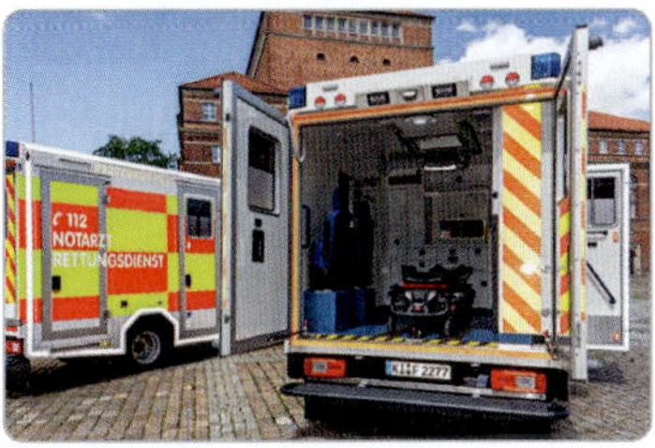

Notarztwagen

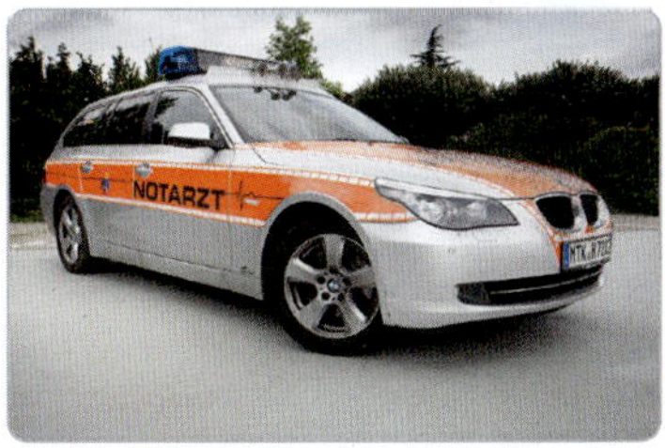

Notarzteinsatzfahrzeug

Krankenhaus

Das letzte Glied der Rettungskette ist das Krankenhaus. Es stellt die **Behandlung und Pflege** durch Ärzte und Pflegefachpersonen sicher. Vor allem Notaufnahmen, Stroke-Units (siehe Seite 49) und Intensivstationen sind stets auf die Aufnahme von Notfallpatienten vorbereitet.

1.2 Erwachsene und Kinder betreuen

Eine plötzliche Erkrankung oder ein Unfall ist für den Betroffenen, egal welchen Alters, ein besonderes Ereignis. Er befindet sich in einem körperlichen und seelischen Ausnahmezustand. In dieser oft von Angst geprägten Situation ist die seelische Betreuung besonders wichtig. Orientieren Sie sich bei der Betreuung von Notfallpatienten am **PAKT-Modell**.

P: Präsenz – Sie sind da. Nur für den Patienten. Setzen oder knien Sie sich zu ihm. Bleiben Sie in seinem Blickfeld und halten Sie Blickkontakt. Sagen Sie dem Patienten, dass Sie ihm helfen und dass weitere Hilfe unterwegs ist. Lassen Sie ihn nicht allein, bis weitere Hilfe kommt.

A: Abschirmen – Schützen Sie den Patienten vor neugierigen Blicken anderer. Bitten Sie umstehende Personen, wenn möglich, den Ort zu verlassen. Reduzieren Sie die Zahl der Anwesenden auf ein Minimum.

K: Kommunikation – Reden Sie mit dem Patienten. Das verschafft ihm ein sicheres Gefühl. Hören Sie dem Patienten gut zu. So erfahren Sie evtl. Wichtiges über die Ursache des Notfalls und können den Allgemeinzustand des Patienten besser einschätzen. Machen Sie dem Patienten keine Vorwürfe („Warum haben Sie denn …", „Sie hätten besser …"). Vermeiden Sie Floskeln („Das wird schon wieder…", „Alles wird gut …"). Informieren Sie den Patienten stattdessen über die Maßnahmen, die für ihn/an ihm durchgeführt werden.

T: Teilnehmen – Nehmen Sie am Schicksal des Patienten teil. Verhalten Sie sich einfühlsam, indem Sie z. B. durch Auflegen einer Hand auf die Schulter dem Patienten Ihr Mitgefühl und Ihre Präsenz zeigen.

Kinder unterscheiden sich von erwachsenen Patienten nicht nur durch eine veränderte Anatomie. Gerade in Notfällen ist auch ihre Kommunikationsfähigkeit eine andere. Deshalb sind für die **Betreuung von Kindern** in Notfallsituationen die folgenden Hinweise wichtig:

- Begeben Sie sich auf Augenhöhe mit dem Kind.
- Sprechen Sie besonders ruhig und langsam.
- Halten Sie Körperkontakt durch Hand halten oder über den Kopf streicheln.
- Sagen Sie dem Kind stets, was um es herum geschieht. Lassen Sie es nie allein.
- Halten Sie Blickkontakt, solange Sie dem Kind zuhören.
- Bedecken Sie offene Wunden so bald wie möglich.
- Lügen Sie das Kind nicht an („Gleich ist alles wieder gut.", „Die Spritze tut gar nicht weh.").
- Nehmen Sie auch ungewöhnlich erscheinende Ängste und Schmerzäußerungen eines Kindes ernst. Es hat noch keine Erfahrung mit solchen oder ähnlichen Situationen.
- Lenken Sie das Kind eventuell mit einem Kuscheltier ab. Auch das Erzählen einer Geschichte oder das Singen eines Liedes können unter Umständen wirksame Ablenkmanöver sein.

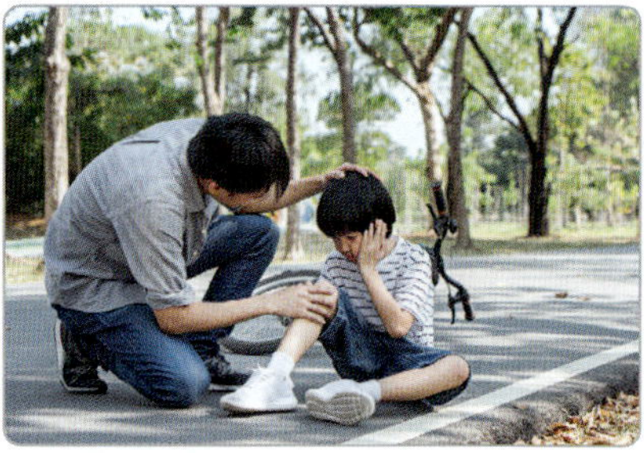

Einfühlsame Betreuung eines verletzen oder akut erkrankten Kindes.

1.3 Hilfe für Helfer

Es gibt Notfallereignisse, die für Patienten, Ersthelfer, Rettungspersonal und Angehörige gedanklich schwer zu verarbeiten sind. Denn sie haben etwas erlebt, was sie bis dahin nicht kannten. Es ist normal, dass solche Erlebnisse die Betroffenen noch Tage oder Wochen nach dem Ereignis beschäftigen.

Im Rahmen einer **akuten Belastungsreaktion** sind s ie vielleicht emotional verwirrt, empfinden Angst oder Verzweiflung und zeigen Anzeichen der Hyperaktivität oder der Isolation. Solche Reaktionen sind normal und vergehen nach Tagen oder wenigen Wochen. In Fällen, in denen diese Symptome länger als 4–6 Wochen anhalten, spricht man von einer **posttraumatischen Belastungsstörung (PTBS)**. Sie kann sich zu einer psychischen Erkrankung entwickeln. Betroffene sollten nach belastenden Notfallereignissen achtsam mit sich sein und besonders auf folgende Anzeichen achten:

- Schlafstörungen, Albträume
- wiederkehrende Gedanken an das Ereignis
- Reizbarkeit bis hin zu aggressivem Verhalten
- „Galgenhumor“ in Bezug auf das Erlebte
- Rückzug, Kontaktarmut

Es ist wichtig, dass eine PTBS frühzeitig erkannt und behandelt wird, damit sie das Leben nicht dauerhaft beeinträchtigt. Betroffene sollten das Gespräch mit Personen ihres Vertrauens suchen, z. B. Partner/in, Familienangehörige, Seelsorger und über ihre Erlebnisse reden. Durch ein Gespräch mit dem Hausarzt kann auch professionelle Hilfe organisiert werden. Diese kann etwa in der Behandlung der PTBS durch ärztliche oder psychologische Psychotherapeuten bestehen.

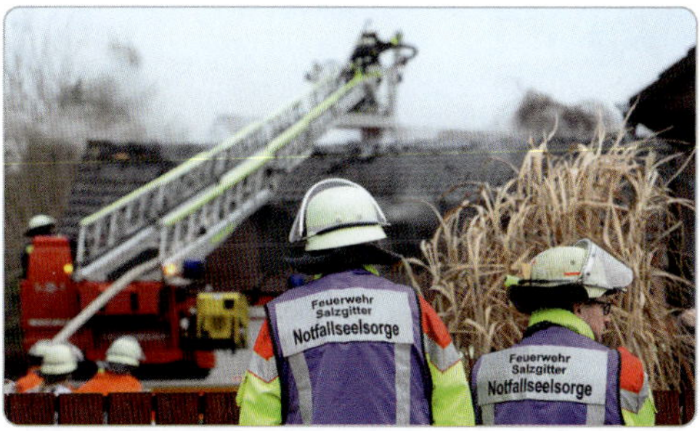

Notfallseelsorger kümmern sich um die psychische Betreuung von Verletzten, Angehörigen und Helfern am Notfallort.

Wenn der Katastrophenschutz an dem Notfallereignis beteiligt war, werden Kontakte zu ärztlichen oder psychologischen Psychotherapeuten auch über das Bundesamt für Bevölkerungsschutz und Katastrophenhilfe (BBK) vermittelt. Für Rettungskräfte stehen außerdem Sonderkapazitäten für kurzfristige Termine zur Verfügung.

1.4 Infektionsschutz und Hygiene

Auch wenn es bei der Ersten Hilfe schnell gehen muss – schützen Sie sich und den Patienten soweit wie möglich vor Ansteckung. Über Wunden und durch Kontakt mit Blut und anderen Körperflüssigkeiten kann es zur gegenseitigen Übertragung von Erregern kommen. Wenn Sie nach einer Hilfeleistung den Verdacht haben, Sie könnten sich infiziert haben, suchen Sie einen Arzt auf.

Sofern es die Situation im Notfall erlaubt, sollten die folgenden Hinweise zur **Verhinderung von Infektionen** beachtet werden:

- Waschen Sie sich vor der Hilfeleistung Ihre Hände mit Seife. Wenn das nicht möglich ist, waschen Sie sie unmittelbar danach.
- Tragen Sie Einmalhandschuhe.
- Wenn Ihnen Händedesinfektionsmittel zur Verfügung steht, nutzen Sie es vor dem Anziehen und nach dem Ausziehen der Einmalhandschuhe.
- Achten Sie darauf, dass eigene Wunden mit einem Wundschnellverband (Pflaster) abgedeckt sind.
- Husten und niesen Sie nicht auf Wunden, Verbandmaterial oder Wundauflagen.
- Berühren Sie weder Wunden noch Wundauflagen, wenn Sie eine Wunde verbinden.
- Nutzen Sie bei der Beatmung von Patienten ein Beatmungstuch/eine Beatmungsfolie. Dies reduziert die Infektionsgefahr (und die Hemmschwelle) bei der Beatmung.

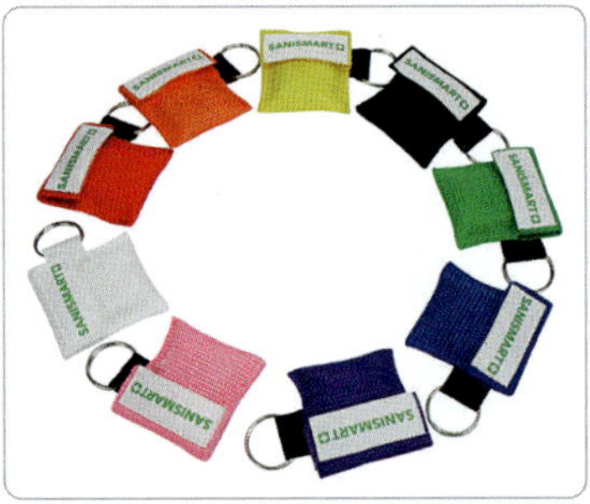

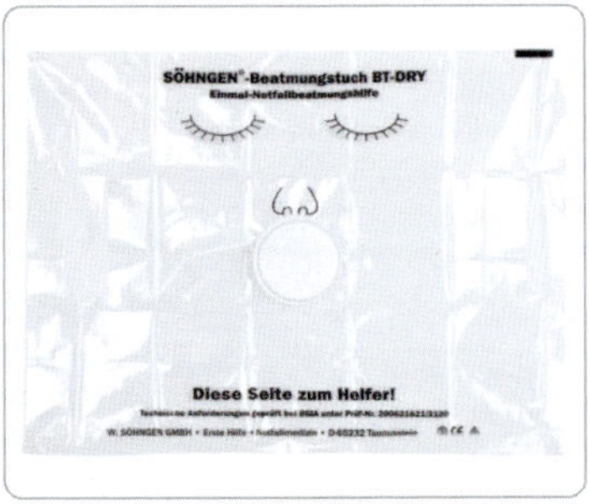

Beatmungstuch gefaltet als Schlüsselanhänger und im entfalteten Zustand.

Achten Sie bei jeder Art der Desinfektion darauf, dass es unterschiedliche Mittel zur Desinfektion von
- Händen und Haut,
- Wunden und
- Oberflächen

gibt. Die Präparate dürfen jeweils nicht für einen anderen Zweck genutzt werden.

2 Verhalten in besonderen Gefahrensituationen

2.1 Verhalten bei Verkehrsunfällen

WISSEN

Der Sturz eines Radfahrers, ein LKW, der in einer Autobahnbaustelle in den Gegenverkehr gerät – Verkehrsunfälle können unterschiedliche Ausmaße annehmen. Somit unterscheiden sich auch die zu ergreifenden Maßnahmen eines Ersthelfers. Diese betreffen sowohl das **Absichern** der Unfallstelle als auch die **medizinische Hilfe**. Je nach Unfallereignis können mehrere oder auch alle folgenden Maßnahmen erforderlich sein:

Bei schweren Autounfällen, bei denen z. B. Airbags auslösen, setzen eCall-Systeme (in Neuwagen ab 2018) automatisch den Notruf 112 ab. Fahrzeuginsassen können ein SOS-Signal auch manuell auslösen, z. B. bei einer akuten Erkrankung eines Mitfahrers. Das eCall-System nutzt in beiden Fällen Mobilfunk und Satellitenortung, und stellt aus dem Auto heraus eine Sprachverbindung zur nächstgelegenen Rettungsleitstelle her. Trotz Etablierung dieser Technik bleibt der Notruf wichtig, um z. B. über die Anzahl der Verletzten zu informieren.

HANDELN

- Beim Erkennen des Unfalls, Geschwindigkeit reduzieren.
- Warnblinklicht einschalten und Fahrzeug mit ausreichendem Abstand zur Unfallstelle abstellen. Bei Dunkelheit die Unfallstelle mit dem Fahrzeug beleuchten.
- Warnweste anziehen und aussteigen.
- Warndreieck aufstellen. Nachfolgenden Verkehr dabei mit Handzeichen zu langsamem Fahren auffordern.
- Notruf (siehe S. 7).
- Motor von verunfalltem Fahrzeug abstellen, Schlüssel stecken lassen.
- Kümmern Sie sich zuerst um die am stärksten verletzt erscheinende Person.
- Wenn unmittelbare Gefahr für die Insassen besteht (z. B. Bewusstlosigkeit, Brand): Die Personen aus dem Fahrzeug bzw. aus der Gefahrenzone retten. Ggf. Rautek-Rettungsgriff anwenden (siehe S. 131).
- Erste Hilfe je nach Art der Verletzungen leisten.
- Versuchen Sie Informationen über den Hergang des Unfalls zu sammeln. Geben Sie die Informationen an Polizei und/oder Rettungsdienst nach deren Eintreffen weiter.

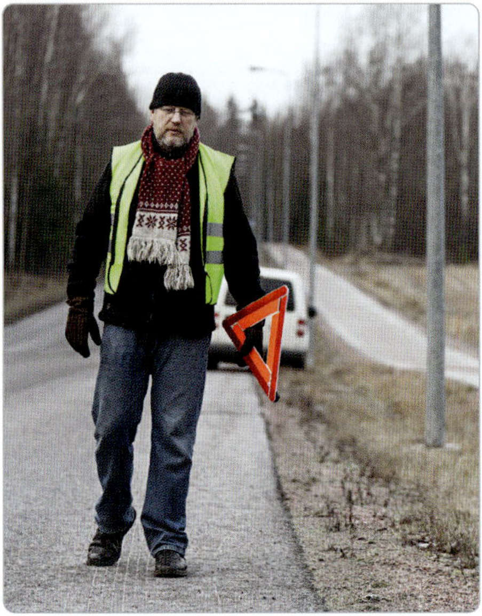

Ein Warndreieck wird innerorts mit mind. 50 m Abstand, außerorts mit mind. 100 m Abstand zur Unfallstelle aufgestellt.

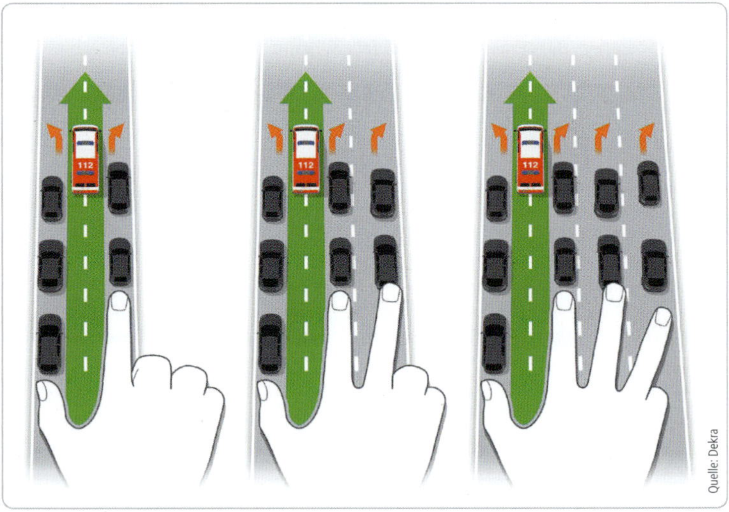

Bildung einer Rettungsgasse

Wenn Fahrzeuge auf der Autobahn nur in Schrittgeschwindigkeit fahren können oder bei einem Stau (z. B. durch einen Verkehrsunfall) sind alle Verkehrsteilnehmer verpflichtet, eine **Rettungsgasse** zu bilden (linke Spur nach links, alle anderen nach rechts).
Merke: „Rettungsgasse" ist kein Straßenname!

Leisten Sie keine **Erste Hilfe auf der Autobahn**, wenn die Unfallstelle sich auf der Gegenfahrbahn befindet. Sie müssten dazu Fahrbahnen überqueren und sich dabei selbst in erhebliche Gefahr bringen.

Eingeklemmte Person im Fahrzeug: Es ist schwierig, die Schwere der Verletzungen einer eingeklemmten Person einzuschätzen. Unüberlegte Rettungsaktionen können der Person dabei mehr schaden als nützen. Ansprechbare Patienten können deshalb im Fahrzeug verbleiben. Leichter Rauch aus einem Airbag ist kein Grund für eine überhastete „Crash-Rettung". Bei Unsicherheit kann der Leitstellendisponent (112) um Rat gefragt werden. Beruhigen Sie den Betroffenen in jedem Falle, indem Sie Sprech- und Blickkontakt halten.

Wenn der Patient in unmittelbarer Gefahr (z. B. Feuer), bewusstlos oder reanimationspflichtig ist, können Sie versuchen (allein oder mit Hilfe anderer) die Tür von außen zu öffnen. Zerschlagen Sie notfalls die Scheiben. Das Glas zersplittert normalerweise ohne Gefahr für die Insassen. Gurt lösen oder zerschneiden. Person anschließend mit dem Rautek-Rettungsgriff (siehe S. 131) aus dem Fahrzeug befreien, außerhalb des Gefahrenbereichs ablegen und erst dort Erste Hilfe leisten.

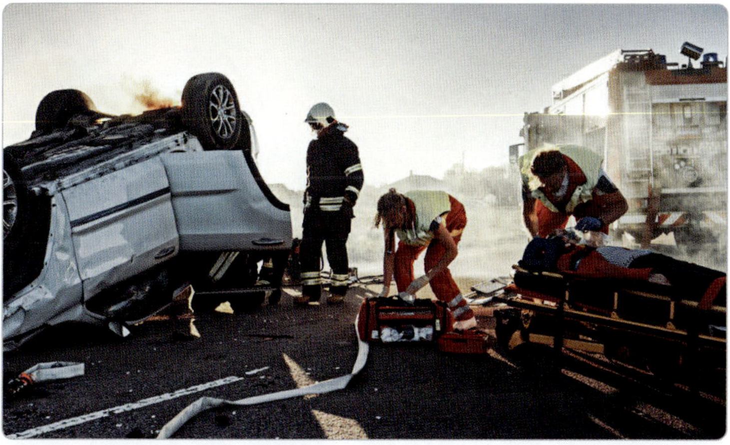

Trotz Zeitdruck und oft ungünstiger Rahmenbedingungen müssen Rettungskräfte eingeklemmte Personen verzögerungsfrei retten.

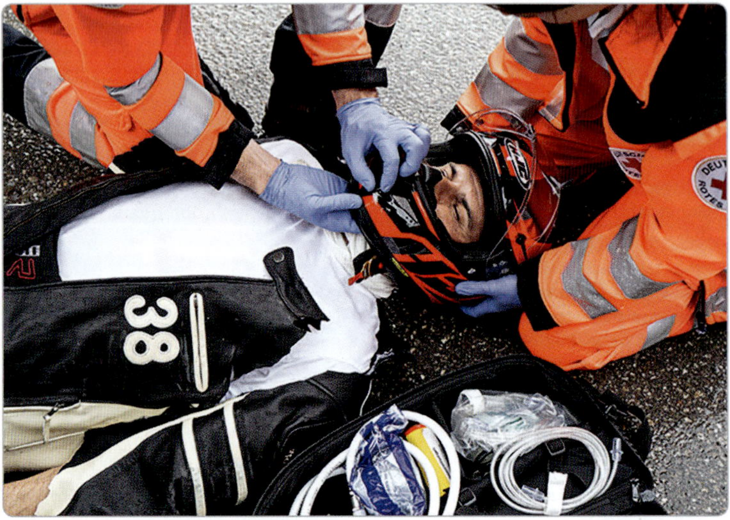

Es gibt verschiedene Helmverschlüsse. Häufig wird das Drucktastenschloss verwendet.

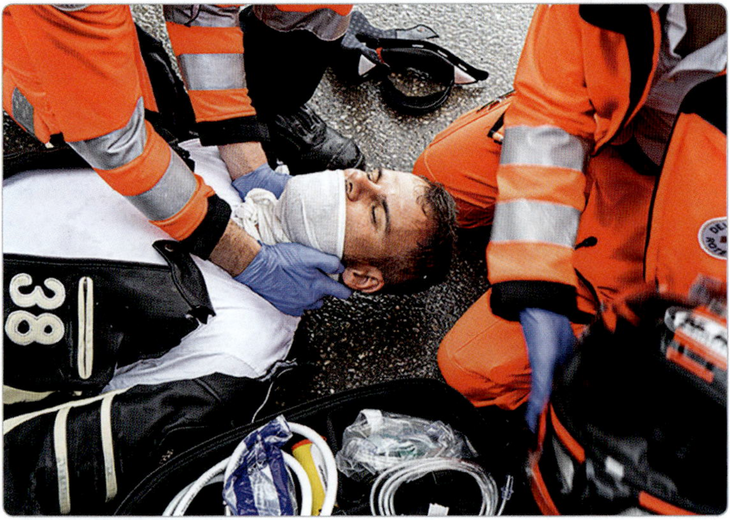

Nach der Helmabnahme wird der Kopf stabilisiert und vorsichtig abgelegt.

Helmabnahme

WISSEN

Solange ein verunglückter Motorradfahrer ansprechbar ist, kann der Helm auf seinem Kopf verbleiben. Andernfalls muss er abgenommen werden. Denn ohne diese Maßnahme kann weder die Atmung kontrolliert, noch eine Atemspende oder stabile Seitenlage durchgeführt werden. Außerdem hat der Helm eine instabile Lage des Kopfes zur Folge, so dass die Halswirbelsäule nicht stabilisiert werden kann. Wenn es möglich ist, sollte ein Verunglückter seinen Helm selbst abnehmen. Ist er hierzu nicht in der Lage oder nicht ansprechbar, wird die Helmabnahme durch Ersthelfer nötig.

HANDELN

Hinter den Kopf des Verunglückten knien. Den Kopf/die Halswirbelsäule in einer geraden Linie mit dem Oberkörper positionieren. Helmverschluss, Kinnriemen und Visier öffnen, Brille abnehmen. Links und rechts in den Helm greifen und seitlich auseinanderziehen. Helm vorsichtig mit leichten Schaukelbewegungen abziehen, dabei die Helmkante vorsichtig über die Nase ziehen. Helm soweit abziehen, bis der Hinterkopf des Betroffenen mit einer Hand von unten abgestützt werden kann. Helm nun vollständig abziehen und den Kopf des Betroffenen vorsichtig auf dem Boden ablegen. Anschließend Atemkontrolle durchführen (siehe S. 27).

Die Helmabnahme durch einen Ersthelfer ist schwierig und erfordert Übung. Stehen zwei Helfer zur Verfügung, zieht der eine den Helm vorsichtig über den Kopf des Verletzten. Der andere kniet seitlich und stabilisiert während der Helmabnahme den Kopf des Verunglückten.

Gaffen ist eine Straftat! Im Strafgesetzbuch heißt es im § 201a: „Mit Freiheitsstrafe bis zu zwei Jahren oder mit Geldstrafe wird bestraft, wer […] eine Bildaufnahme, die die Hilflosigkeit einer anderen Person zur Schau stellt, unbefugt herstellt oder überträgt und dadurch den höchstpersönlichen Lebensbereich der abgebildeten Person verletzt."

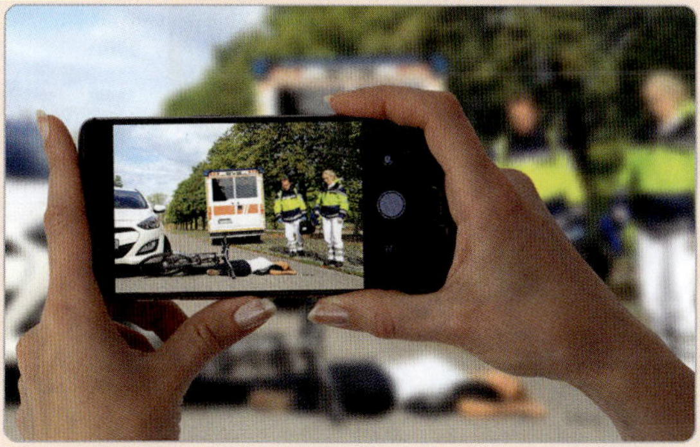

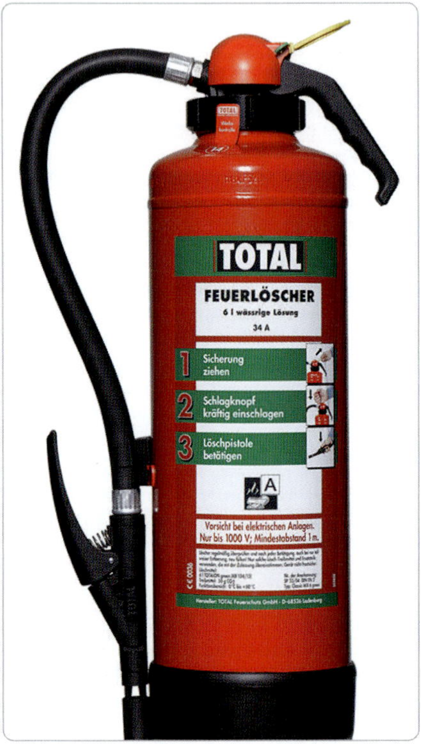
TOTAL
FEUERLÖSCHER
6 l wässrige Lösung
34 A
1 Sicherung ziehen
2 Schlagknopf kräftig einschlagen
3 Löschpistole betätigen
A
Vorsicht bei elektrischen Anlagen.
Nur bis 1000 V; Mindestabstand 1 m.

Bedienungsanleitung eines Feuerlöschers.

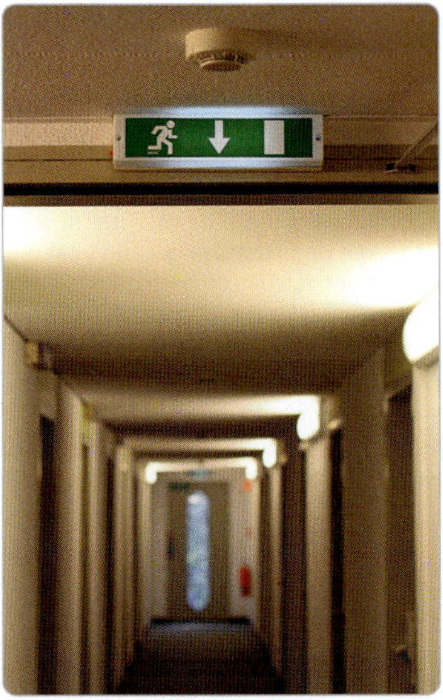

Rettungswegezeichen weisen den kürzesten Weg zum Notausgang.

Feuerlöscher, Brandmelder, Löschschlauch. Brandschutzzeichen weisen auf Hilfsmittel für den Brandfall hin.

2.2 Verhalten bei Bränden

WISSEN

Wenn Menschen durch ein Feuer in der eigenen Wohnung sterben, liegt dies in den meisten Fällen nicht an Flammen und Verbrennungen, sondern am Rauch. Denn er ist heiß, giftig und steigt nach oben. Eingeatmet schädigt er die Lungenbläschen innerhalb weniger Minuten so sehr, dass kein Sauerstoff mehr aufgenommen werden kann. Rauch ist deshalb tödlich. **Rauchwarnmelder** sind lebensrettend.

HANDELN

Das Gebäude verlassen

- Versuchen Sie möglichst viele Menschen zu warnen, während Sie das Gebäude ruhig aber zügig verlassen. Nicht laufen oder rennen.
- Wenn möglich den Feueralarm auslösen.
- Schließen Sie die Tür hinter sich, wenn Sie einen Raum verlassen.
- Helfen Sie Kindern, Menschen mit Behinderung und alten Menschen.
- Achten Sie auf Fluchtwegepläne und -schilder in öffentlichen Gebäuden und folgen Sie ggf. den Anweisungen/Durchsagen des Personals. Alarmieren Sie den Notruf/die Feuerwehr 112.

Im Falle eines Brandes niemals den Aufzug benutzen!

- Betreten Sie rauchgefüllte Räume oder Treppenhäuser nicht.
- Legen Sie z. B. eine zusammengerollte Decke vor die Tür, um Rauch am Eindringen zu hindern.
- Öffnen Sie ein Fenster, rufen Sie um Hilfe und winken Sie.
- Warten Sie nach Möglichkeit auf die Rettung durch die Drehleiter der Feuerwehr. Springen Sie nicht aus dem Fenster, bevor die Feuerwehr mit einem Sprungtuch o. ä. zur Stelle ist.

Den Brand bekämpfen

- Bei Bränden im Entstehungsstadium einen Feuerlöscher holen. Bei Vollbränden mit starker Rauchentwicklung sollte auf ihren Einsatz verzichtet werden. Feuerlöscher befinden sich u. a. in LKWs, Bussen, Geschäften, Betrieben usw.
- Feuerlöscher erst unmittelbar am Brandherd aktivieren. Dabei senkrecht halten.
- Den Brand stoßweise bekämpfen. Die Austrittsweite eines Feuerlöschers beträgt etwa 3 m.
- Nicht mehr Löschmittel verwenden als unbedingt nötig. Reserve einbehalten für ein mögliches Wiederaufflammen des Brandherdes.

Brennende Kleidung löschen

- Personen deren Kleidung brennt, laufen oft panisch umher. Betroffene deshalb mit einer ausgebreiteten (möglichst schwer entflammbaren) Decke „einfangen" und auf dem Boden rollen. Dadurch können die Flammen zum Ersticken gebracht werden.
- Alternativ kann die Person mit Wasser übergossen oder in Wasser getränkter Stoff (Tischdecke, Kleidung) benutzt werden.
- Beim Ablöschen einer Person mit dem Feuerlöscher darauf achten, den Schlauch nicht auf den Kopf des Opfers zu richten.

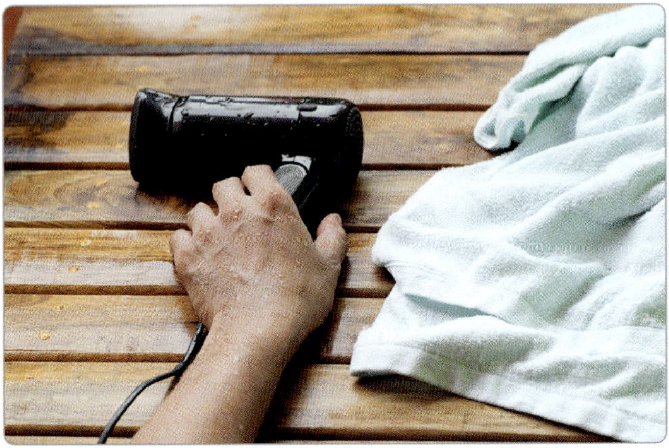

Zuerst die Eigensicherung beachten, dann dem Verunglücktem helfen.

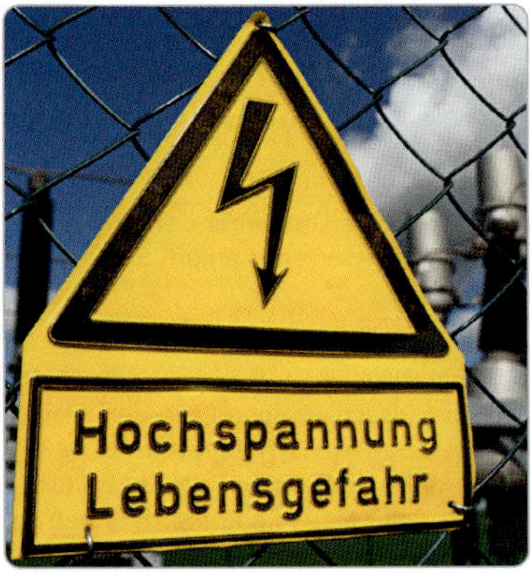

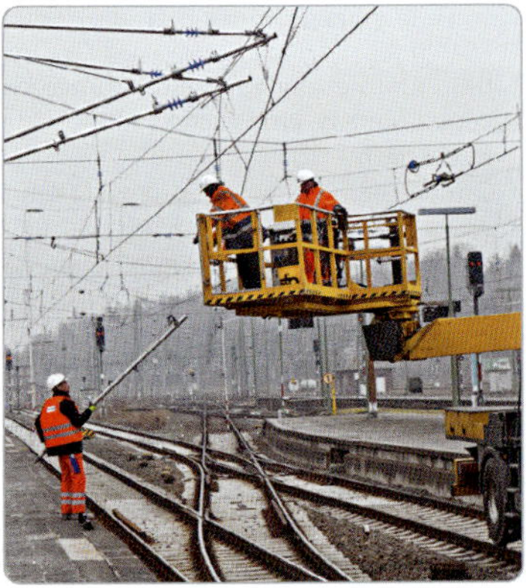

Die Arbeit an Hochspannungs-Leitungen erfordert größte Vorsicht.

2.3 Verhalten bei Stromunfällen

WISSEN

Im täglichen Leben sind wir von elektrischen Geräten umgeben. Durch fehlerhafte Installationen, Missachtung von Bedienungsanleitungen oder Arbeitsschutzvorschriften kommt es zu Stromunfällen. Hochspannungsunfälle (z.B. durch Blitze, Überlandleitungen, Eisenbahnstromleitungen) sind selten. Häufiger treten Unfälle mit Niederspannung auf, z.B. Haushaltsstrom und Starkstrom im Haushalt, in Werkstätten und auf Baustellen. Auch Kinder sind durch unsachgemäße Handhabung von Elektrogeräten sowie ungesicherte Steckdosen gefährdet.

Stromunfälle mit Niederspannung können zu Krämpfen, Herzrhythmusstörungen, Bewusstlosigkeit und Herzstillstand führen. Eine ärztliche Behandlung ist deshalb stets erforderlich. Zuvor sind folgende Hinweise zu beachten:

HANDELN

Bei Hochspannungs-Unfällen:
- Notruf.
- Abstand zur Unfallstelle halten (mind. 20 m). Nur Rettungskräfte dürfen sich der Gefahrenzone nähern.
- Unfallstelle weiträumig absichern.

Bei Niederspannungs-Unfällen
- **Eigensicherung** beachten. Unfallort weiträumig absichern. Gerät abschalten (Stecker ziehen) und/oder Sicherung bzw. Hauptschalter betätigen. Erst dann dem Patienten nähern.
- Falls der Patient noch von der Stromquelle getrennt werden muss: Hierzu einen nicht leitenden Gegenstand (z.B. hölzerner Besenstiel) benutzen.
- Bewusstsein und Atmung des Patienten prüfen, ggf. Sofortmaßnahmen einleiten (siehe S.8).
- Notruf (siehe S.9).
- Evtl. Strommarken (Verbrennungswunden) mit Wasser kühlen und mit sterilem Verbandmaterial abdecken.

Berühren Sie niemals Patienten, bei denen Sie vermuten, dass noch ein Kontakt zur Stromquelle bestehen könnte. Sie würden sonst selbst einen Stromschlag erleiden.

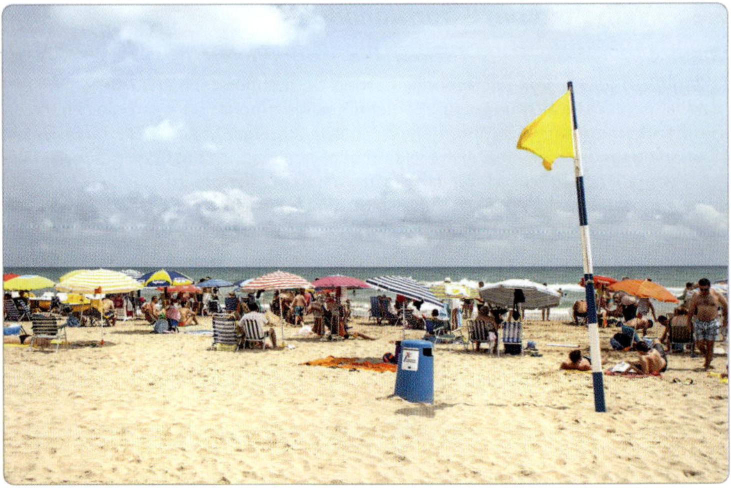

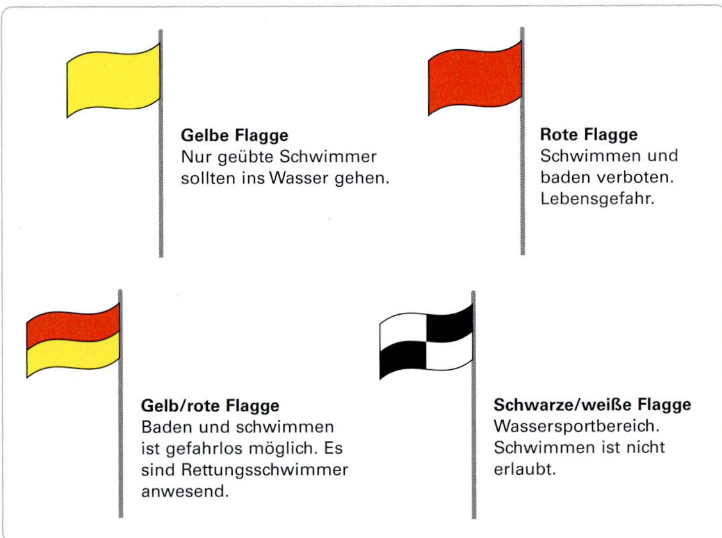
Gelbe Flagge
Nur geübte Schwimmer sollten ins Wasser gehen.
Rote Flagge
Schwimmen und baden verboten. Lebensgefahr.
Gelb/rote Flagge
Baden und schwimmen ist gefahrlos möglich. Es sind Rettungsschwimmer anwesend.
Schwarze/weiße Flagge
Wassersportbereich. Schwimmen ist nicht erlaubt.

Flaggen am Strand und ihre Bedeutung.

2.4 Verhalten bei Wasserunfällen

WISSEN

Schwimmen und Baden zu können ist wichtig und macht Spaß. In offenen Gewässern (Meer, Fluss, See) ist es jedoch meist gefährlicher als in Hallen- oder Freibädern. Temperatur, Wind und **Strömungsverhältnisse** beeinflussen permanent die Wassersituation. Die Sogwirkung bei Ebbe und Flut kann enorm sein. Wo man eben noch stehen konnte, ist das Wasser jetzt viel tiefer. So kann aus einem ruhigen Gewässer in wenigen Minuten eine lebensgefährliche Umgebung für Schwimmer und Retter werden. Für Kinder kann schon flaches Wasser eine Gefahr darstellen. Bei Erwachsenen sind das Schwimmen in starker Strömung, in sehr kaltem Wasser sowie das Baden und Schwimmen unter Alkoholeinfluss häufige Ursachen für Wasserunfälle. Insbesondere eine niedrige **Wassertemperatur** kann folgende Probleme verursachen:

- Plötzliche Erhöhung des Blutdrucks, die zum Herzinfarkt führen kann.
- Unkontrollierbares Schnappen nach Luft mit der Gefahr des Wasserschluckens.
- Plötzliche Schwimmunfähigkeit.
- Unterkühlungsgefahr im Wasser und danach im Freien durch Windeinwirkung.

HANDELN

- Eigenschutz beachten. Überschätzen Sie Ihre (Schwimm-) Fähigkeiten nicht. Begeben Sie sich zur Rettung Ertrinkender nur als Rettungsschwimmer ins Wasser oder wenn Sie sehr sicher sind, dass Sie die Situation beherrschen.
- Andernfalls bleiben Sie an Land. Versuchen Sie den Ertrinkenden mit Rettungsring, Seilen, Ästen oder ausgestreckten Armen zu erreichen.
- Entfernen Sie anschließend nasse Kleidung und sorgen Sie für Wärmeerhalt. Ggf. stabile Seitenlage durchführen. Beachten Sie die Hinweise zur Versorgung unterkühlter Personen (siehe S. 113).
- Weitere Details zur Ersten Hilfe bei Ertrinkungsunfällen siehe S.63.

Sicherheitstipps für offene Gewässer

- Nur bewachte Badestellen aufsuchen.
- Niemals bei gehisster roter Flagge baden.
- Kinder nicht ohne Aufsicht am oder im Wasser spielen lassen.

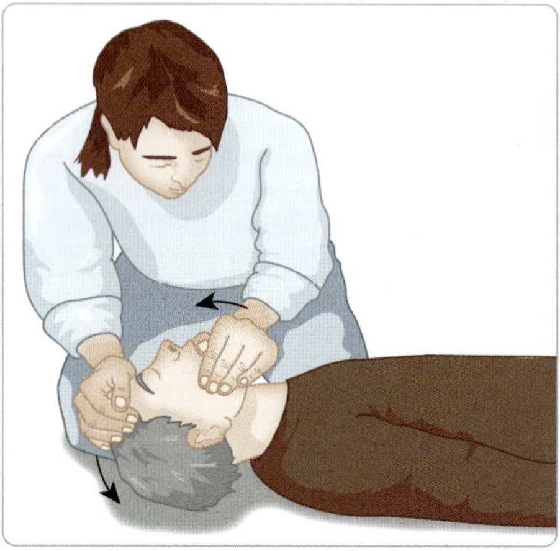

Atemwege freimachen durch Neigen des Kopfes nach hinten.

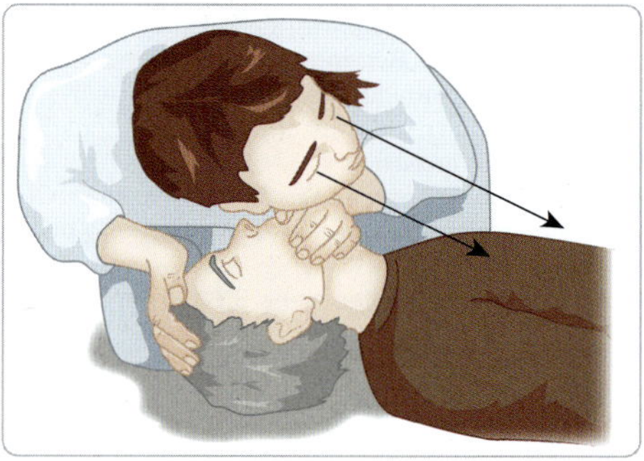

Atmung kontrollieren.

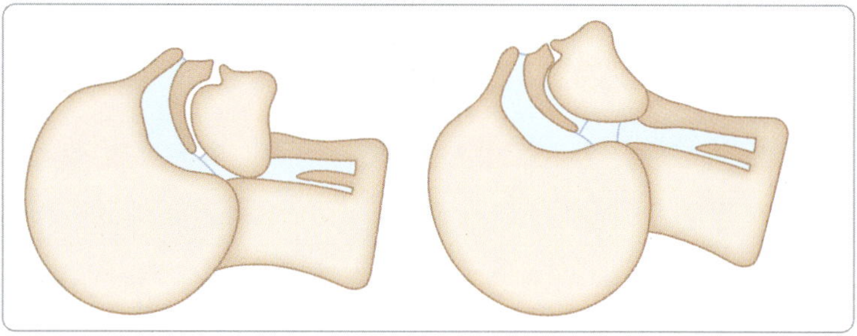

Wird der Kopf eines bewusstlosen Menschen nicht nach hinten geneigt, so verlegen die erschlafften Zungenmuskeln den Atemweg im Rachenraum.

3 Sofortmaßnahmen

3.1 Kontrolle von Bewusstsein und Atmung

WISSEN

Jeder Notfall ist anders. Dennoch sollte stets als Erstes geprüft werden, ob der Patient bei Bewusstsein ist und atmet. Bis zur Einleitung weiterer Maßnahmen soll möglichst wenig Zeit vergehen. Deshalb werden die folgenden drei Schritte zum Erkennen einer Bewusstlosigkeit zügig bzw. gleichzeitig durchgeführt.

ERKENNEN

Patienten ansehen: Körperhaltung, Bewegungen, Verletzungen, Veränderungen der Haut (Blässe, Rötung, Schweiß).

Patienten ansprechen: „Hallo, hören Sie mich? Wie heißen Sie? Ich bin ... und bleibe jetzt bei Ihnen, bis weitere Hilfe kommt. Können Sie mir sagen, was passiert ist? Wo haben Sie Schmerzen?“ Reagiert der Patient? Äußert er sich zu Schmerzen, Beschwerden, Krankheitsgeschichte oder Unfallhergang?

Patienten anfassen: Reagiert der Patient auf Berührung oder Schmerzreize? Hierzu kann er an den Schultern angefasst, gerüttelt und falls nötig am Arm gekniffen werden.

HANDELN

Atemwege freimachen: Eine Hand auf der Stirn drückt den Kopf leicht nach hinten. Die andere Hand hebt das Kinn des Patienten an. Durch diese Maßnahme kann die Luft beim Einatmen ungehindert in die Luftröhre strömen. Bewusstlosen Personen, deren Zunge in den Rachenraum zurückrutscht und dadurch die Atemwege verschließt, kann so das Leben gerettet werden.

Atmung kontrollieren: **Hören** – mit dem Ohr über Mund und Nase
Fühlen – des Luftstroms an der eigenen Wange
Sehen – ob sich der Brustkorb hebt und senkt

Die Kontrolle der Atmung sollte nicht länger als 10 Sekunden dauern. Bei einem Patienten mit Herz-Kreislauf-Stillstand setzt kurz nach dem Ereignis die Atmung aus. Es kann auch sein, dass er kaum atmet oder nur wenige geräuschvolle oder schnappende Atemzüge macht. Solche Atemzüge sind nicht normal und ein Grund, sofort den Rettungsdienst zu alarmieren und mit der Herz-Lungen-Wiederbelebung (siehe S. 31) zu beginnen.

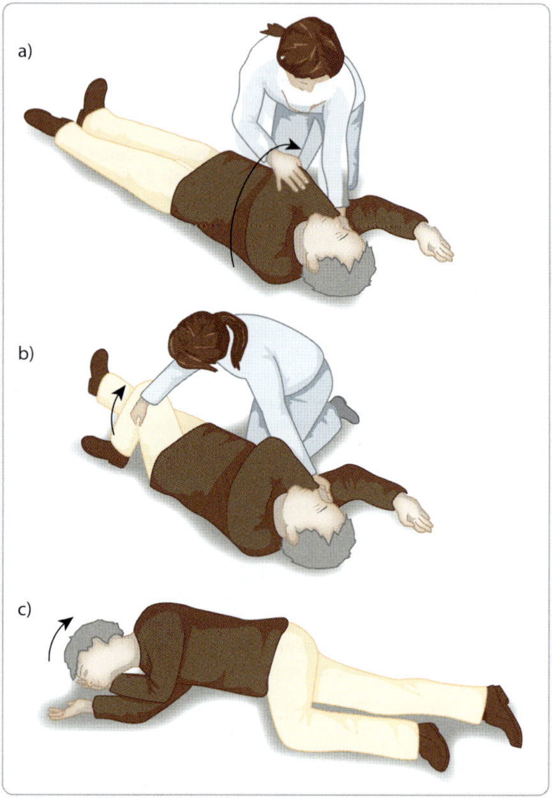

Durchführung der stabilen Seitenlage.

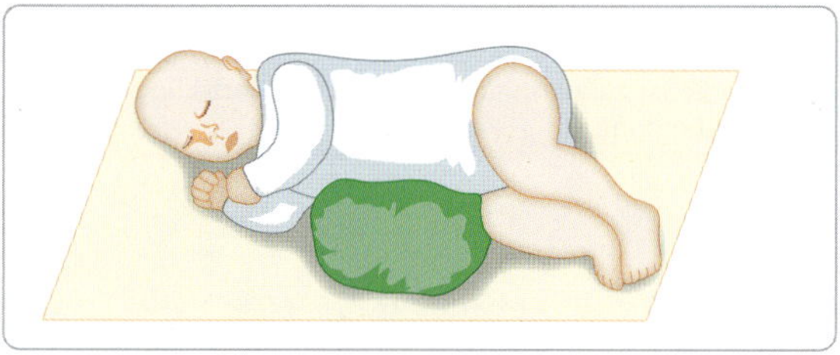

Stabile Seitenlage beim Säugling: Das Baby wird in eine Seitenbauchlage gelegt. Diese Position kann durch ein Kissen oder zusammengerolltes Handtuch vor dem Bauch stabilisiert werden. Der Kopf liegt ohne Kissen in neutraler Position.

3.2 Stabile Seitenlage

WISSEN

Bei bewusstlosen Menschen erschlafft die Muskulatur. Somit können in Rückenlage die Zungenmuskeln in den Rachen rutschen und die Atemwege verlegen. Das Neigen des Kopfes nach hinten und die stabile Seitenlage verhindert diesen Prozess durch eine bestimmte Positionierung des Kopfes. Außerdem können in dieser Position Erbrochenes oder Blut nicht so leicht eingeatmet werden. Mit der im Folgenden beschriebenen Technik können auch Menschen mit einem hohen Körpergewicht in die stabile Seitenlage gebracht werden.

ERKENNEN

Wenn die **Kontrolle von Bewusstsein und Atmung** ergeben hat, dass der Patient zwar bewusstlos ist, jedoch normal atmet, muss er in eine möglichst stabile Seitenlage gebracht werden.

HANDELN

Durchführung der stabilen Seitenlage:

- Evtl. Brille des Patienten abnehmen.
- Den nahe gelegenen Arm rechtwinklig zum Körper legen, Ellenbogen anwinkeln, Handfläche nach oben.
- Den entfernt liegenden Arm über den Brustkorb legen und den Handrücken gegen die Wange des Patienten halten.
- Mit der anderen Hand das entfernt liegende Bein am Knie hochziehen, der Fuß bleibt dabei am Boden.
- Weiterhin die Hand des Patienten an seiner Wange halten. Am entfernt liegenden Bein ziehen, um den Patienten zu sich herüberzurollen.
- Das obere Bein so ausrichten, dass Hüfte und Knie im rechten Winkel liegen.
- Kopf leicht nach hinten wenden, um die Atemwege freizuhalten.
- Die Hand unter der Wange so ausrichten, dass der Kopf überstreckt bleibt
- Patienten lückenlos beobachten und prüfen, ob er weiterhin normal atmet.

Patienten, die auf dem Bauch liegen, können direkt aus dieser Position in die stabile Seitenlage gebracht werden.

Atemgase	Einatemluft	Ausatemluft
Sauerstoff (O_2)	21 %	17 %
Kohlendioxid (CO_2)	0 %	4 %
Stickstoff und Edelgase	79 %	79 %

Die Ausatemluft enthält noch genügend Sauerstoff, um mit ihr einen Menschen zu beatmen.

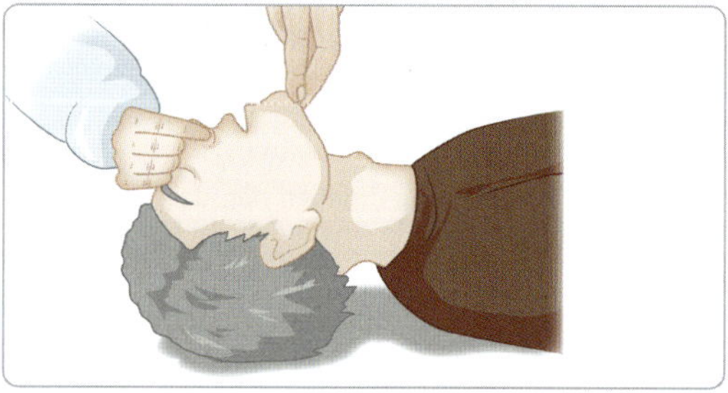

Positionierung des Kopfes für die Mund-zu-Mund Beatmung.

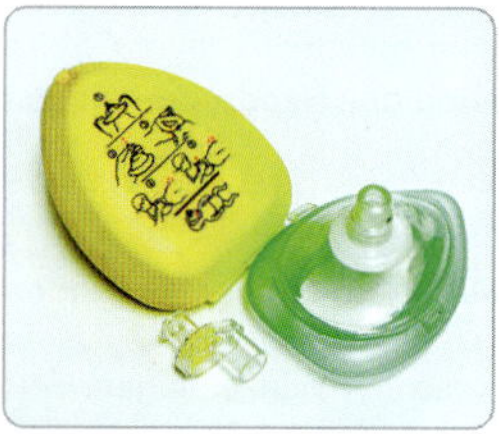

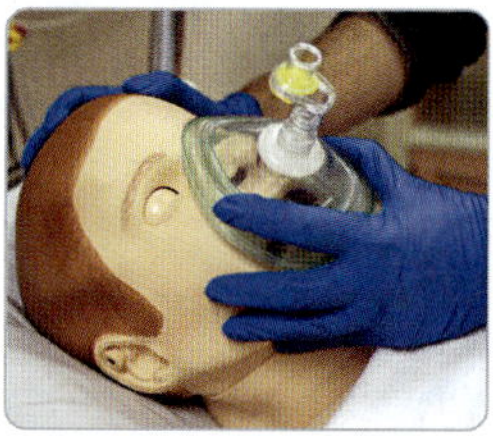

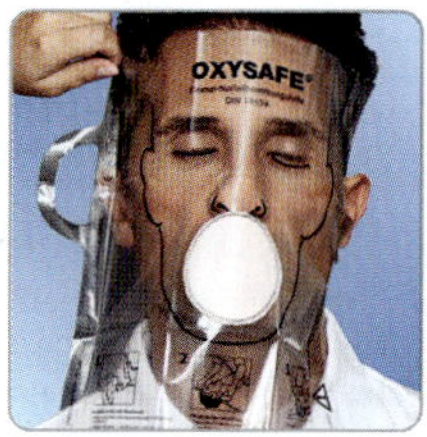

Beatmungshilfen schützen Helfer und Patient vor Infektionen, senken die Hemmschwelle und erleichtern die Beatmung.

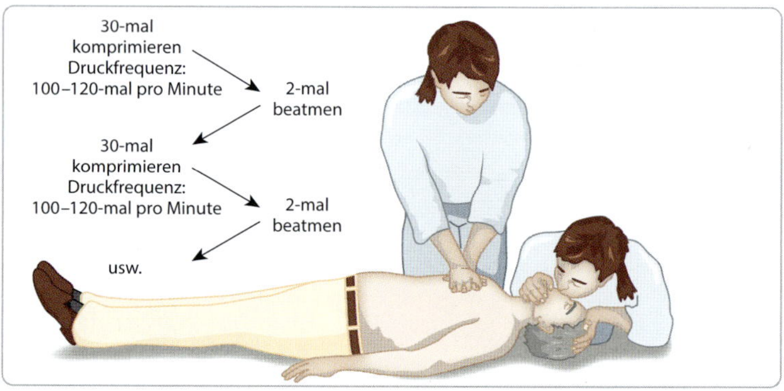

Sind zwei oder mehr Helfer anwesend, werden die Aufgaben verteilt und nach ca. 2–3 Minuten gewechselt.

3.3 Herz-Lungen-Wiederbelebung

WISSEN

Wenn mehr Menschen bereit und in der Lage wären, Maßnahmen zur Herz-Lungen-Wiederbelebung (HLW = Reanimation) einzuleiten, würde sich die Überlebenschance vieler Menschen erhöhen. In Deutschland könnten nach Schätzungen von Intensiv- und Notfallmedizinern dadurch etwa 10 000 Leben zusätzlich pro Jahr gerettet werden (DIVI 2019). Drei Viertel der Menschen, die in Deutschland den ersten Monat nach einer Reanimation überlebt haben, können später wieder arbeiten (BZgA 2019). Die HLW besteht aus zwei Elementen:

1. Durch wiederholten **Druck auf das Brustbein** wird das mit Blut gefüllte Herz zwischen Brustbein und Wirbelsäule zusammengedrückt. Nur durch tiefes Eindrücken (Komprimieren) des Brustbeins kann eine ausreichende Menge Blut in Umlauf gebracht werden. Bei diesem Vorgang ist es nicht ungewöhnlich, dass es zum Bruch von Rippen oder Brustbein kommt.
2. Die **Beatmung** soll sicherstellen, dass genügend Sauerstoff in der Lunge vorhanden ist, um das zirkulierende Blut mit Sauerstoff zu versorgen. Wer sich zum Beatmen in der Lage sieht, kombiniert deshalb den Druck auf das Brustbein mit der Beatmung. Wer dazu nicht in der Lage ist – etwa aus Unwissenheit, Ekel oder Sorge vor einer Infektion hat – führt nur die Kompressionen durch.

Auch die „verbrauchte“ Ausatemluft kann Leben retten. Die Luft in der Umgebung enthält ca. 21 % Sauerstoff. Nach dem Einatmen werden ihr in der Lunge ca. 4 % Sauerstoff entzogen. Die Ausatemluft enthält immer noch 17 % Sauerstoff. Dieser Anteil reicht für die Beatmung aus.

ERKENNEN

Wenn die Prüfung von Bewusstsein und Atmung (siehe S. 27) ergeben hat, dass der Patient bewusstlos ist und nicht normal atmet, muss er reanimiert werden.

Der Patient kann von Ihrem Handeln nur profitieren. Prüfen Sie Bewusstsein und Atmung, rufen Sie die 112 und beginnen Sie sofort mit dem Drücken auf das Brustbein. **Prüfen – Rufen – Drücken!**

HANDELN

- Patienten auf eine harte Unterlage legen.
- Kleidung am Oberkörper entfernen.
- **Kompression des Brustbeins:**
  Mit gestreckten Armen das Brustbein in der Mitte des Brustbeins mit einer Frequenz von 100–120 mal pro Minute 5–6 cm tief eindrücken. Brustbein nach jeder Kompression vollständig entlasten. Nach 30 Kompressionen:
- **Atemspende:**
  2-mal wie folgt beatmen: Kopf des Betroffenen nach hinten neigen. Nase mit Daumen und Zeigefinger verschließen. Den Mund des Betroffenen öffnen. Einatmen und die eigenen Lippen um den Mund des Betroffenen legen. Die Luft in ca. 1 Sekunde gleichmäßig in den Mund des Betroffenen blasen, so dass sich sein Brustkorb hebt. Kopfposition des Betroffenen unverändert beibehalten. Erneut einatmen und ein zweites Mal beatmen. Anschließend weitere 30 Kompressionen usw.

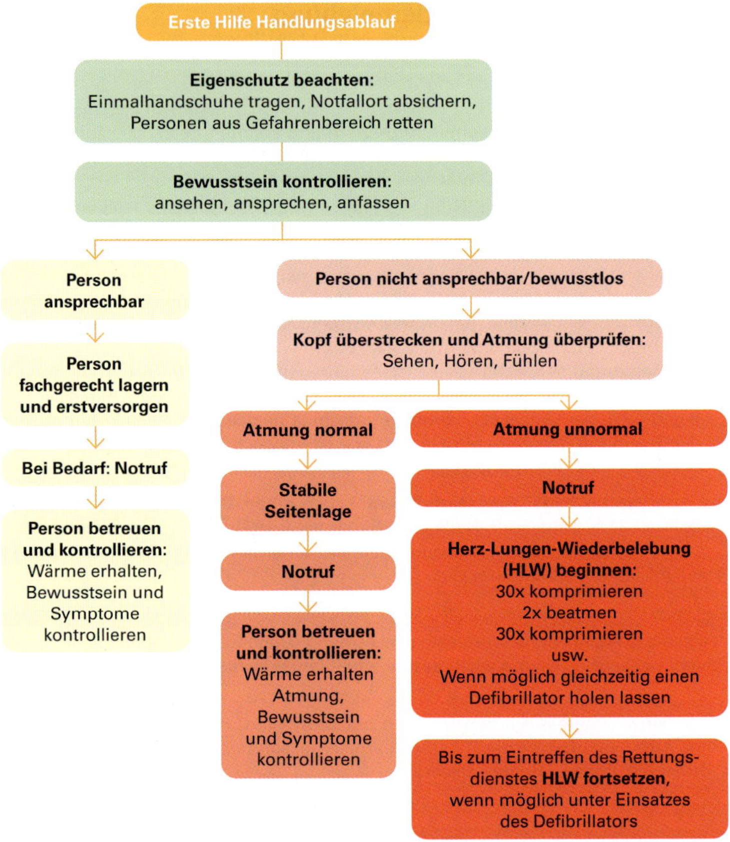

Falls ein Helfer den Patienten nicht beatmen will oder kann, sollte er bis zum Eintreffen des Rettungsdienstes zumindest die Kompressionen des Brustkorbs pausenlos durchführen. Diese sind besonders wichtig. Sie helfen dem Patienten mehr, als wenn auf Wiederbelebungsmaßnahmen gänzlich verzichtet würde.

Bei der **Herz-Lungen-Wiederbelebung bei Säuglingen und Kleinkindern** sind abweichend folgende Hinweise zu beachten:

- Schütteln Sie das Kind nicht, wenn Sie es auffinden. Verletzungsgefahr!
- Zum Freimachen der Atemwege neigen Sie den Kopf des Kindes vorsichtig und nur leicht nach hinten. Nicht zu weit, sonst verengen sich die Atemwege wieder.
- Wenn Sie keine normale Atmung feststellen können: zu Beginn 5 Beatmungen durchführen. Wenn danach weiterhin keine Lebenszeichen festzustellen sind, sofortiger Beginn der Herzdruckmassage (Frequenz 100–120-mal pro Minute) und Atemspende im Rhythmus 15:2.
- Kompressionen bei Säuglingen mit der Zwei-Finger-Technik oder der Zwei-Daumen-Technik; bei Kleinkindern mit der Ein-Hand-Technik. Zur Beatmung ist bei Kindern bis zu 1 Jahr auch die Mund-zu-Mund-und-Nase-Beatmung möglich.
- Die Drucktiefe beträgt mindestens ein Drittel des Brustkorbdurchmessers, d. h. etwa 4–5 cm.

Notruf:

- Bei zwei Ersthelfern sobald wie möglich.
- Bei einem Ersthelfer mit Mobiltelefon: Notruf nach den ersten 5 Atemspenden. Lautsprecherfunktion aktivieren und dann mit den Kompressionen beginnen.
- Ohne Telefon: Reanimation mind. 1 Minute lang durchführen, bevor man das Kind verlässt. Nach dem Notruf die HLW wie beschrieben fortsetzen.

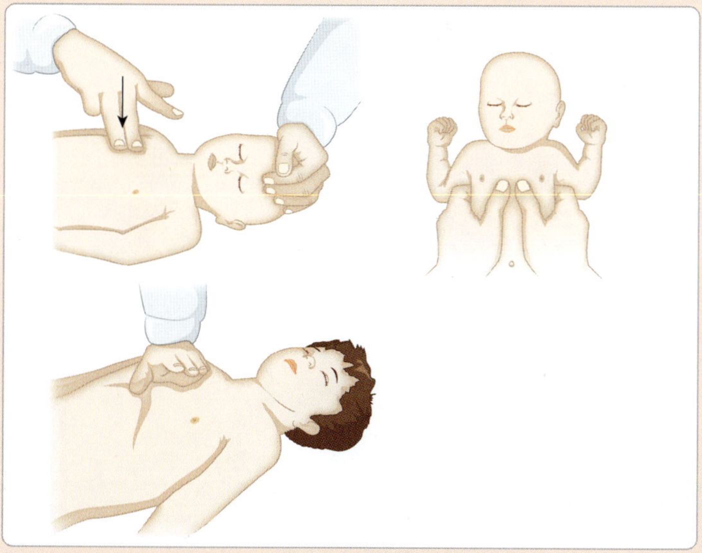

Reanimation eines Säuglings bzw. Kindes.

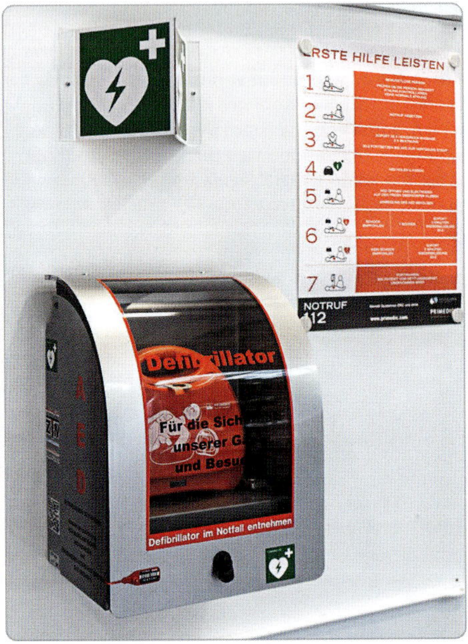

Defibrillator im öffentlichen Raum.

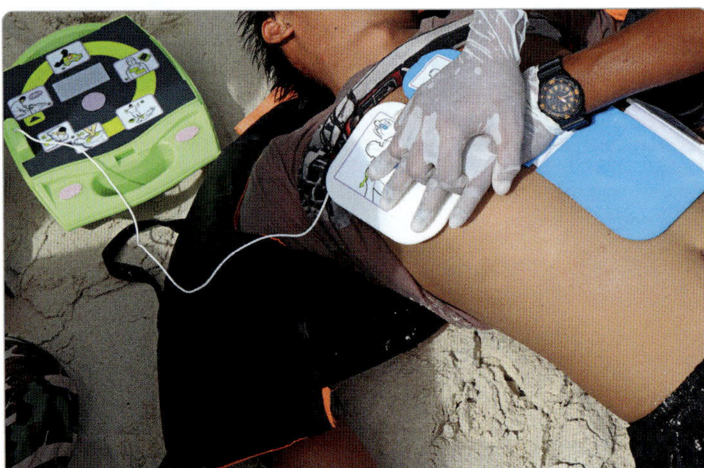

Defibrillator im Einsatz mit aufgeklebten Elektroden am Brustkorb.

3.4 Defibrillation

WISSEN

Defibrillatoren (AED = Automatisierter Externer Defibrillator) sind mittlerweile an vielen öffentlichen Orten zu finden. Grüne Hinweisschilder mit einem Herzsymbol weisen den Weg. Ein Defibrillator kann von Ersthelfern ohne medizinische Vorkenntnisse eingesetzt werden.

ERKENNEN

Der Defibrillator wertet den Herzrhythmus eines Patienten aus und erkennt ggf. zwei typische Ursachen für den Herz-Kreislauf-Stillstand:

- **Kammerflimmern, Kammerflattern:** Die Herzmuskelzellen kontrahieren sich zu schnell und unkoordiniert. Das Herz „zuckt" nur noch, kann das Blut aber nicht mehr durch den Körper pumpen. Ein Stromstoß durch den Defibrillator kann das Herz wieder in den richtigen Rhythmus bringen.
- **Herzstillstand** (Asystolie): Das Herz schlägt nicht mehr. Dann hilft kein Stromstoß durch den Defibrillator, sondern nur die HLW.

In beiden Fällen leitet das Gerät den Helfer mit Sprachhinweisen durch den weiteren Ablauf der Reanimation. Das Gerät gibt einen Elektroschock nur dann ab, wenn es lebensbedrohliche Herzrhythmusstörungen erkennt.

HANDELN

- Notruf 112.
- Sofort mit der HLW beginnen. Falls ein Defibrillator in der Nähe ist: Gerät holen lassen. Die HLW fortführen, bis der Defibrillator einsatzbereit ist.
- Gerät einschalten.
- Den Sprachanweisungen des AED's folgen (z. B. „Entfernen Sie die Kleidung vom Oberkörper des Patienten", „Entfernen Sie die Schutzfolie von den Elektroden" usw.). Elektroden nach Sprachanweisung aufkleben.
- Gerät analysiert den Herzrhythmus.
- Bei Bedarf, wie etwa bei Kammerflimmern, gibt das Gerät einen Elektroschock ab und normalisiert dadurch den Herzrhythmus. Für den Anwender besteht hierbei keine Gefahr. Das Gerät warnt zuvor durch akustische Signale und weist mehrfach darauf hin, den Patienten während der Schockabgabe nicht zu berühren.
- HLW fortführen. Dabei den Sprachanweisungen des Gerätes folgen. Eventuell gibt das Gerät weitere Elektroschocks ab.

Ein Defibrillator kann eine Reanimation niemals ersetzen! Das Herbeiholen eines Defibrillators darf die Wiederbelebungsmaßnahmen deshalb nicht verzögern oder unterbrechen. Dies verringert deren Erfolgswahrscheinlichkeit, weil es dadurch zum Absinken von Blutdruck und Sauerstoffgehalt des Blutes kommt. Egal ob mit oder ohne AED: Es ist wichtig, die Zeit ohne Herzdruckmassage möglichst kurz zu halten!

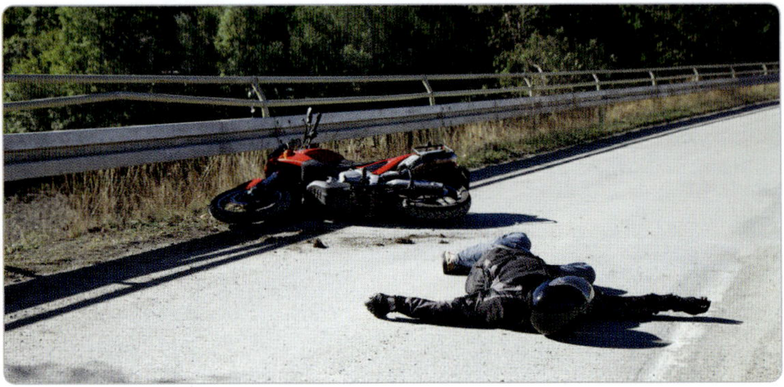

Wenn der Verdacht auf Knochenbrüche oder stumpfe Gewalteinwirkung besteht, muss immer mit der Entwicklung eines Volumenmangelschocks gerechnet werden.

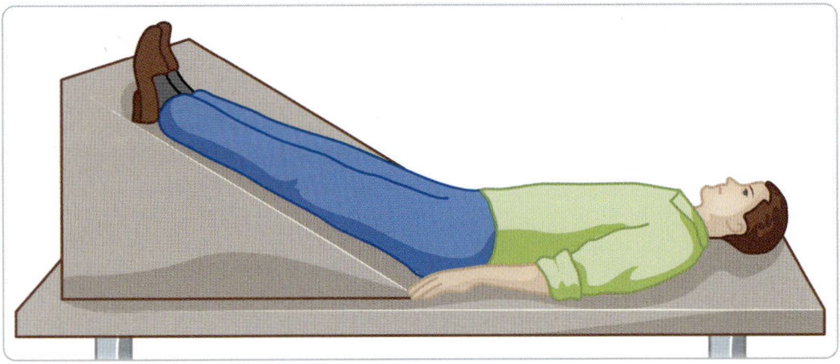

Beim Volumenmangelschock, allergischen Schock und nervlichen Schock gilt: Patienten sollen in Rückenlage gebracht werden. Wenn keine Verletzungsanzeichen vorliegen, können die Beine zusätzlich hochgelagert/angehoben werden. Die Durchblutung in den Kernbereichen des Körpers wird dadurch verbessert.

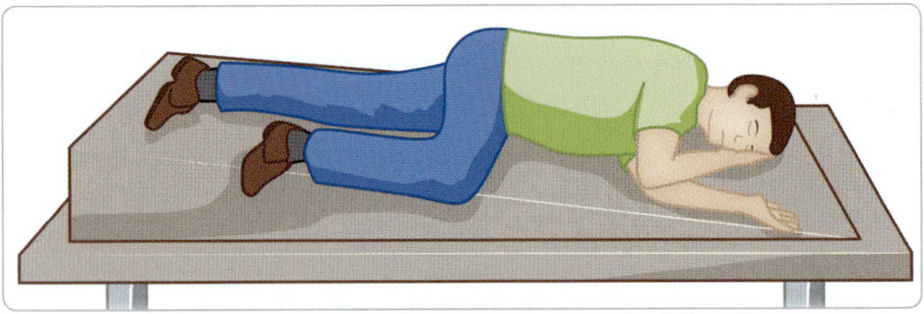

Schocklagerung in stabiler Seitenlage bei Bewusstlosigkeit.

3.5 Schockbekämpfung

Ein Schock im medizinischen Sinne ist eine akute Regulationsstörung des Herz-Kreislauf-Systems. Im Körper besteht ein Missverhältnis zwischen der erforderlichen und der zur Verfügung stehenden Blutmenge. Um den Volumenverlust auszugleichen, pumpt das Herz schneller und reduziert gleichzeitig die Durchblutung wichtiger Organe. Zu Beginn wird das Schockgeschehen oftmals durch die ursächliche Erkrankung oder Verletzung überdeckt. **Der Schock muss möglichst früh erkannt werden**, um schwere Organschäden der Niere und Leber oder gar den Tod des Patienten zu verhindern. Abhängig von der Ursache lassen sich **verschiedene Schockarten** unterscheiden.

Volumenmangelschock (Hypovolämischer Schock)

WISSEN

Der Volumenmangelschock entsteht durch **Flüssigkeitsverluste** bei inneren oder äußeren Blutungen (z. B. Knochenbrüche oder große Wunden), großflächigen Verbrennungen oder bei andauerndem Durchfall oder Erbrechen.

ERKENNEN

Blasse, bläulich verfärbte Haut, kaltschweißige Haut, Unruhe, Zittern, frösteln, schnelle, flache Atmung, schneller, schwacher Puls, evtl. Bewusstseinsstörung, evtl. unwillkürlicher Urin- oder Stuhlabgang.

HANDELN

- Patienten abschirmen.
- Schockursachen beseitigen:
  - Bei äußeren Blutungen: Blutstillung (siehe S. 41).
  - Bei Verbrennungen: Kühlen und abdecken (siehe S. 111).
- Schocklagerung.
- Evtl. Hilfe bei der Anwendung eines antiallergen wirkenden patienteneigenen Medikaments.
- Wärme erhalten durch Zudecken.
- Notruf (veranlassen).
- Kontrolle von Bewusstsein und Atmung, Patienten nicht allein lassen und beruhigen.

Ab einem Blutverlust von ca. 1 Liter besteht Lebensgefahr aufgrund der Entwicklung eines Volumenmangelschocks!

Bei Patienten mit einem herzbedingten Schock liegt nicht unbedingt ein Volumenmangel vor!

Die Schwere eines Schocks kann anhand des Schockindex wie folgt berechnet werden:

$$\frac{\text{Pulsfrequenz/min}}{\text{syst. Blutdruck (mmHg)}} = \text{Schockindex}$$

Beispielrechnung:

$$\frac{\text{130/min}}{\text{RR 80 mmHg}} = \text{Schockindex 1,6} = \text{schwerer Schock}$$

Ergebnis:

Schockindex ca. 0,5 = normal
Schockindex ca. 1 = drohender Schock
Schockindex ca. 1,5 = schwerer Schock

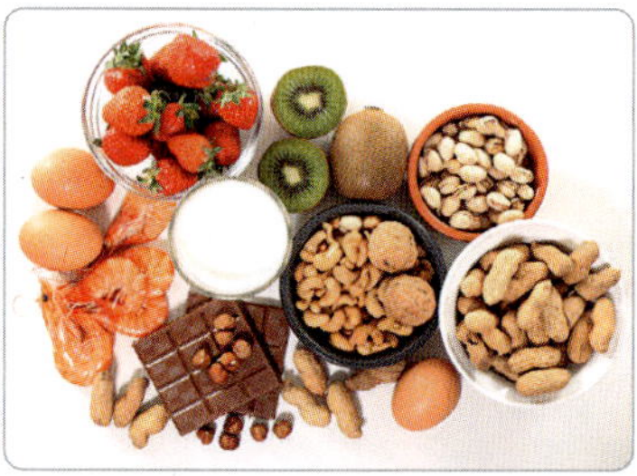

Typische, allergieauslösende Nahrungsmittel.

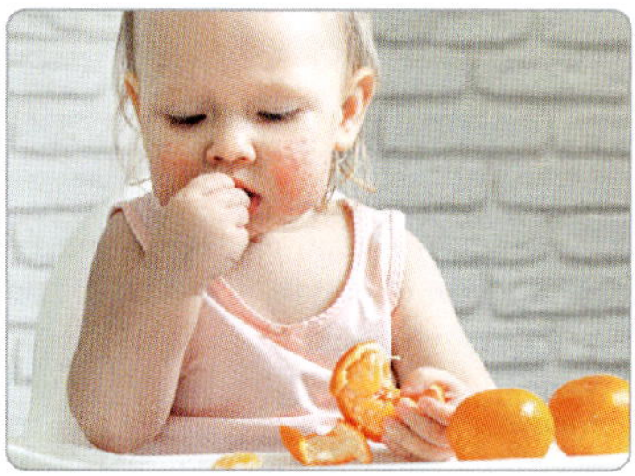

Quaddelbildung auf der Haut durch eine allergieauslösende Substanz.

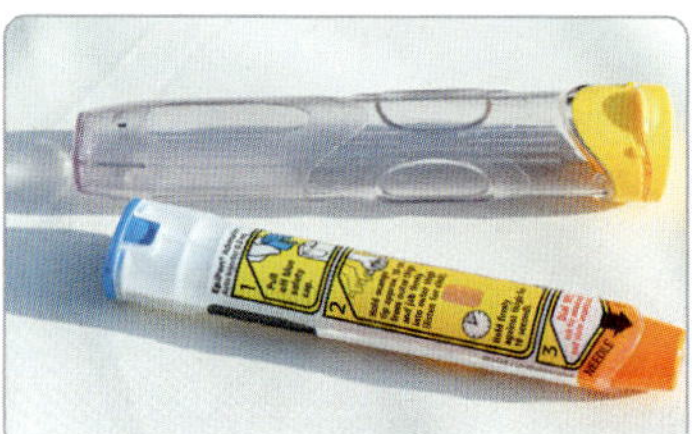

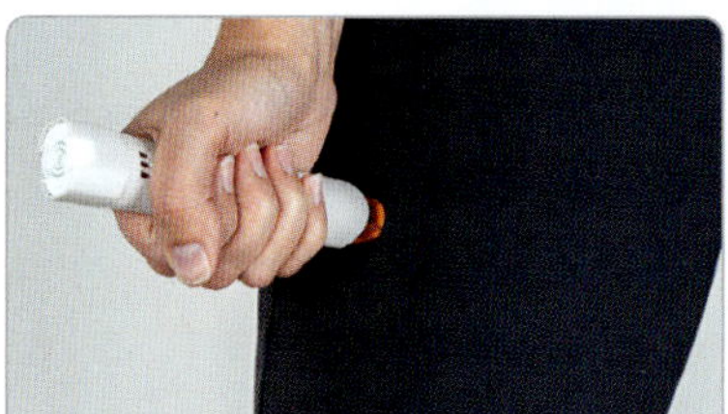

Manche Personen mit bekannter Allergie führen stets ein Allergie-Notfall-Set mit sich.

Herzbedingter Schock (Kardiogener Schock)

WISSEN

Funktionsstörungen des Herzens verursachen oftmals einen Schock. Ursächlich sind z. B. Herzrhythmusstörungen, Herzmuskelschwäche oder ein Herzinfarkt.

ERKENNEN

Blasse, bläulich verfärbte, kaltschweißige Haut, prall gefüllte Halsvenen (durch Blutrückstau vor dem Herzen), Anzeichen einer Herzerkrankung (z. B. Atemnot, Schmerzen im Oberkörperbereich), Angst, Unruhe, Zittern, frösteln, schneller, schwacher Puls, evtl. Bewusstseinsstörung. Die Betroffenen atmen meist aufrecht sitzend und angestrengt mit erkennbarem Einsatz ihrer Atemhilfsmuskulatur.

HANDELN

- Hochlagerung des Oberkörpers im Sitzen oder Liegen.
- Patienten von äußeren Einflüssen abschirmen.
- Beengende Kleidung öffnen oder entfernen.
- Evtl. Hilfe bei der Anwendung patienteneigener Medikamente, z. B. Dosieraerosol.
- Wärme erhalten durch Zudecken.
- Notruf.
- Kontrolle von Bewusstsein und Atmung, Patienten nicht allein lassen und beruhigen.

Allergischer Schock (Anaphylaktischer Schock)

WISSEN

Medikamente, Insektengifte, bestimmte Nahrungsmittel (z. B. Erdbeeren, Erdnüsse) oder der Kontakt zu bestimmten Substanzen (z. B. Pollen, Tierhaare) können bei manchen Menschen zu allergischen Reaktionen führen. Hierbei kommt es zu einer **Überreaktion des Abwehrsystems,** wodurch Substanzen freigesetzt werden, die unter anderem eine Verengung der Atemwege und/oder eine Erweiterung der Blutgefäße bewirken können.

ERKENNEN

Zunehmende Atemnot, Rötung, Schwellung oder Quaddelbildung der Haut oder Schleimhaut, bläulich verfärbte, kaltschweißige Haut, evtl. schneller, schwacher Puls, Unruhe, Zittern, frösteln, Angst, evtl. Bewusstseinsstörung.

HANDELN

- Bewusstsein und Atmung kontrollieren.
- Kontakt mit allergieauslösender Substanz unterbinden.
- Beengende Kleidung öffnen oder entfernen.
- Schocklagerung. Bei Atemproblemen: Lagerung in einer Position, die dem Patienten die Atmung erleichtert, meist Oberkörperhochlagerung (nicht Schocklagerung).
- Evtl. Hilfe bei der Anwendung einer Fertigspritze aus dem Allergie-Notfall-Set des Patienten.
- Wärme erhalten durch Zudecken.
- Notruf.
- Weiterhin Kontrolle von Bewusstsein und Atmung, Patienten nicht allein lassen und beruhigen.

Nervlicher Schock (Neurogener Schock)

WISSEN

Diese Art des Schocks ist zurückzuführen auf Vergiftungen, Schädigungen des Nervensystems oder psychische Einflüsse. Insbesondere bei „nur" leicht verletzten Unfallbeteiligten wird ein Schock aufgrund der akuten psychischen Belastung häufig übersehen. Beim neurogenen Schock weiten sich die Blutgefäße in der Peripherie des Körpers. Das Blut versackt und **führt zu einem relativen Volumenmangel** im Körper.

ERKENNEN

Blasse, bläulich verfärbte, kaltschweißige Haut, Angst, Unruhe, Zittern, frösteln, schnelle, flache Atmung, schneller, schwacher Puls, evtl. Bewusstseinsstörung.

HANDELN

- Patienten abschirmen.
- Schocklagerung.
- Wärme erhalten durch Zudecken.
- Notruf.
- Kontrolle von Bewusstsein und Atmung, Patienten nicht allein lassen und beruhigen.

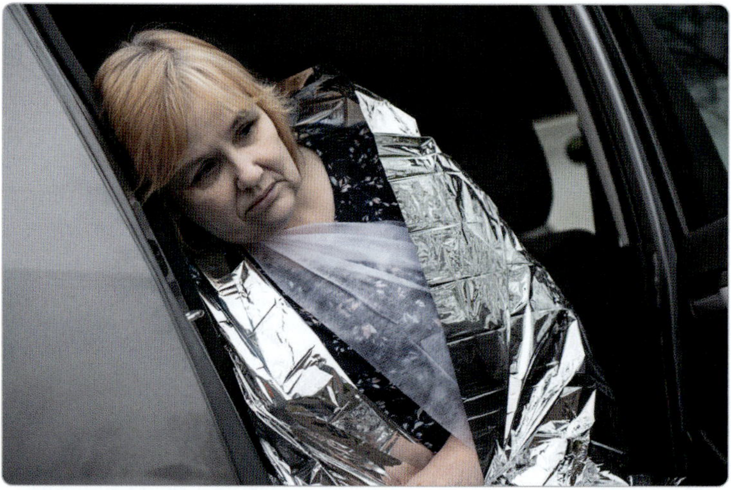

Typische Anzeichen eines Schocks sind die blasse, kaltschweißige Haut sowie bläuliche Lippen.

3.6 Blutstillung

WISSEN

Stark blutende Wunden sind für Verletzte und Helfer ein dramatisches Ereignis. Kein Wunder, dass bei solch einem Anblick so mancher Ersthelfer alles vergisst, was er je über deren Versorgung gewusst hat. In dieser Situation ist es wichtig, einen drohenden Schock frühzeitig zu erkennen (siehe S. 37) und die Blutung mit einem Druckverband (siehe S. 101) und/oder direktem manuellem Druck zu stoppen.

Wunden werden meist nach ihrer Entstehung benannt. Die häufigsten Wundarten sind:

- Schnittwunden,
- Risswunden,
- Schürfwunden,
- Platzwunden,
- Bisswunden,
- Bluterguss.

So sehr sich Wunden in ihrer Entstehung unterscheiden, so haben sie doch Gemeinsamkeiten hinsichtlich der Gefahren, die von ihnen ausgehen. Dies sind:

- Schmerzen durch die Schädigung von Nerven,
- innerer oder äußerer Blutverlust durch die Schädigung von Blutgefäßen,
- Infektionen durch eingedrungene Krankheitserreger.

ERKENNEN

Starke, evtl. pulsierende Blutung, Schmerzen, blasse Haut, evtl. Anzeichen eines Schocks.

HANDELN

- Patienten flach lagern, ggf. Schocklagerung (siehe S. 34).
- Patienten beruhigen, betroffene Extremität hochlagern/hochhalten (lassen).
- Einmalhandschuhe anziehen.
- (Druck-)Verband anlegen (siehe S. 101).
- Notruf.
- Kontrolle von Bewusstsein und Atmung, Patienten nicht allein lassen und beruhigen.

Bei einer extrem starken, **lebensbedrohlichen Blutung** muss zügig gehandelt werden. Dann steht die Blutstillung an erster Stelle, um zu verhindern, dass der Patient verblutet. Drücken Sie mit einer behandschuhten Hand und/oder mit einem Hilfsmittel (Handtuch o. ä.) direkt und fest auf die Wunde. Eine mögliche Infektion der Wunde muss ausnahmsweise in Kauf genommen werden. Unterstützen Sie die Blutstillung durch Hochlagern der Extremität.

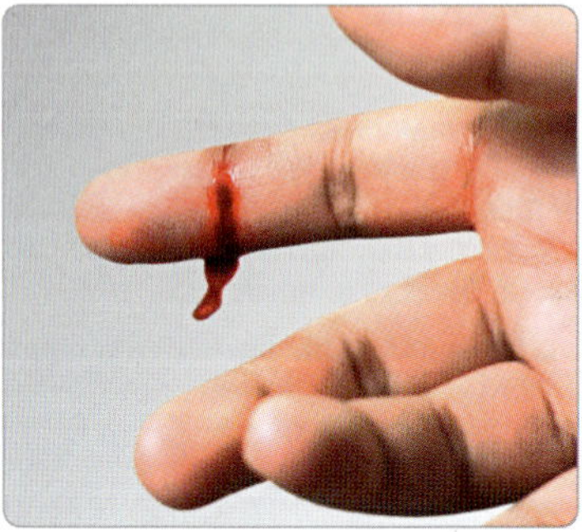
Schnittwunde

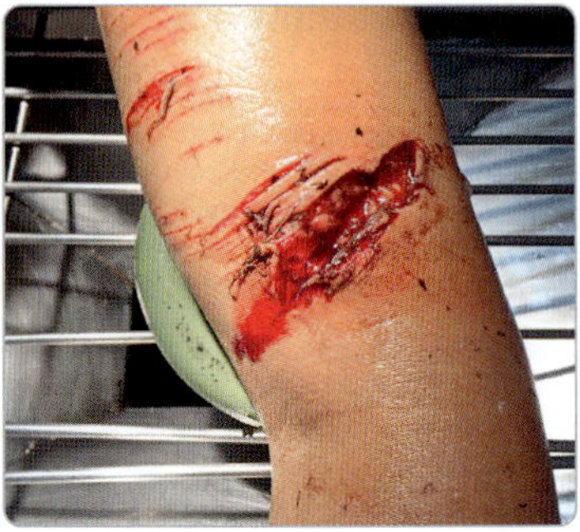
Risswunde

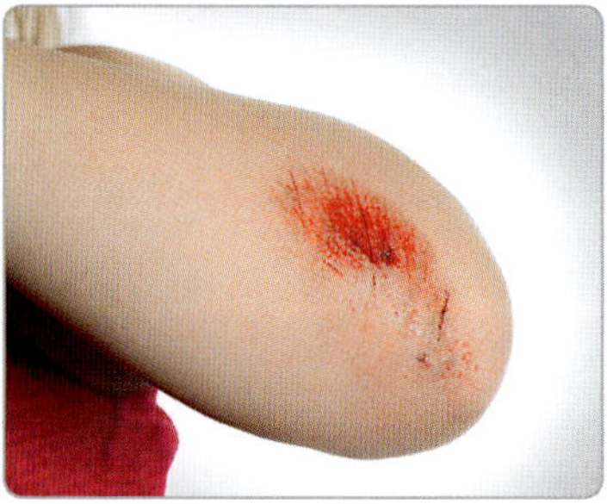
Schürfwunde

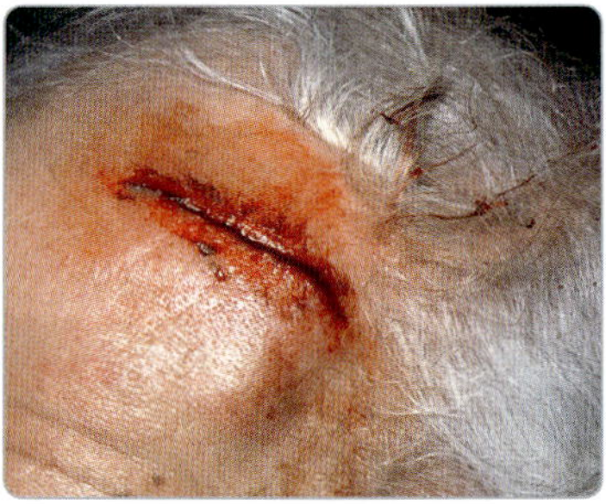
Platzwunde

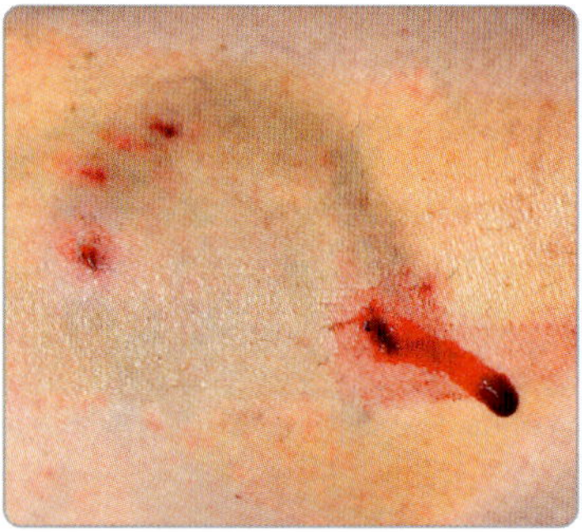
Bisswunde

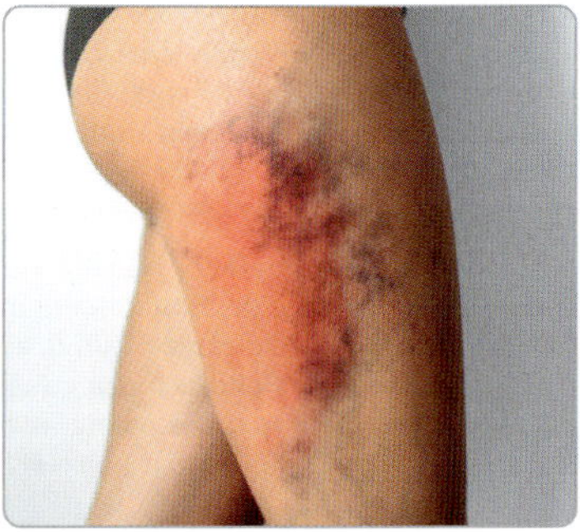
Bluterguss

Bei stark blutenden Wunden an Arm oder Hand kann die Blutung durch **Abdrücken** zum Stillstand gebracht werden. Hierzu mit vier Fingern die zuführende Arterie in der Muskellücke auf der Oberarminnenfläche gegen den Oberarmknochen drücken. Ein weiterer Helfer verbindet die Wunde mit einem Druckverband (siehe S. 101). Die betroffene Extremität hochlagern.

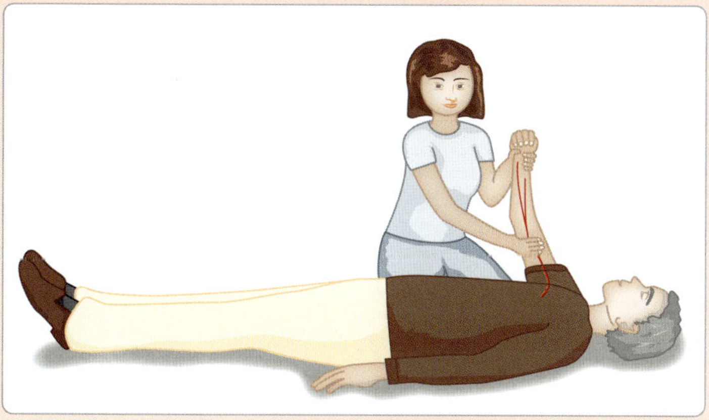

Abdrücken am Oberarm bei blutender Wunde.

Grundsätze der Wundversorgung bei der Ersten Hilfe:

- Denken Sie an den Infektionsschutz für sich und andere. Benutzen Sie möglichst immer Einmalhandschuhe, wenn Sie mit Wunden, Blut oder anderen Körperflüssigkeiten in Berührung kommen. Einmalhandschuhe befinden sich in jedem Verbandkasten.
- Offene Wunden nie mit Spray, Puder oder Salben behandeln. Bei leichteren Verletzungen (aufgeschlagenes Knie, kleine Schnitte, Kratzer, Schürfwunden) können Sie ein Wunddesinfektionsspray (z. B. Octenisept®) verwenden.
- Positionieren Sie sich bei der Wundversorgung so, dass Sie den Verletzten gut beobachten und betreuen können.

Manche Menschen müssen, z. B. aufgrund von Herzerkrankungen Medikamente einnehmen, die die Blutgerinnung hemmen. Auch bei Erkrankungen wie der Bluterkrankheit (Hämophilie) ist die Blutgerinnung gestört. Bei diesen Personengruppen besteht schon bei kleineren Verletzungen erhöhte Blutungsgefahr.

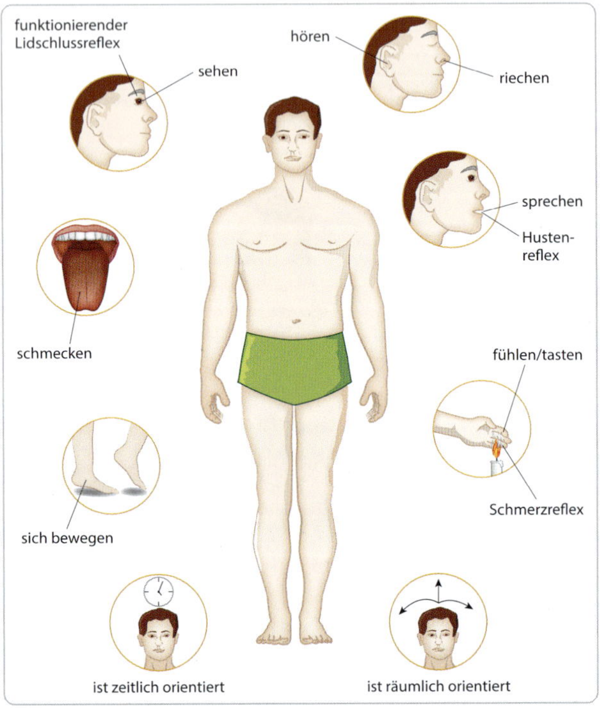

Zeichen des Bewusstseins

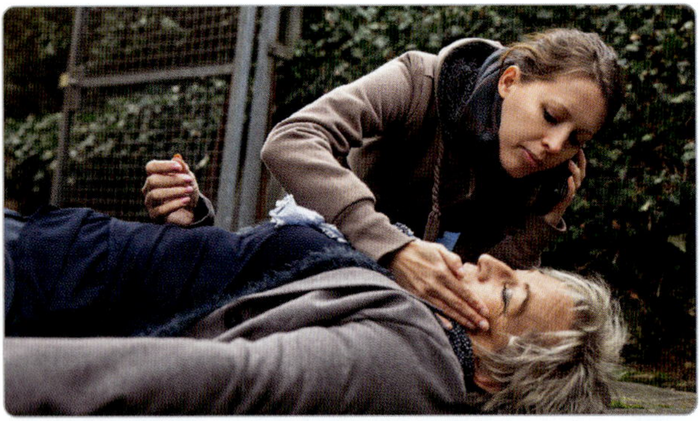

Überprüfen einer bewusstlosen Person – ansehen, ansprechen, anfassen.

4 Erste Hilfe Maßnahmen

4.1 Störungen des Bewusstseins

Bewusstlosigkeit

WISSEN

Wenn der Mensch bei Bewusstsein ist, verfügt er über alle Zeichen des Bewusstseins. Fällt dieses aus, stürzt er, weil die Skelettmuskeln plötzlich erschlaffen. Dabei kann es zu schweren Verletzungen kommen. Der erschlaffte Zungenmuskel rutscht zurück in den Rachen und kann dort den Atemweg verschließen. Es besteht Erstickungsgefahr. Erbricht der Mensch in diesem Zustand, kann Erbrochenes nicht ablaufen. Da auch der Hustenreflex ausfällt, fließt es die Atemwege hinab und kann irreparable Schäden an den Lungenbläschen hervorrufen. **Bewusstlosigkeit ist also ein lebensbedrohlicher Zustand.**

Häufige Ursachen von Bewusstlosigkeit sind: Schock, Schädel-Hirn-Verletzung durch äußere Gewalt, Tumore oder Blutungen im Gehirn, Vergiftungen, verminderte Durchblutung des Gehirns durch Herzrhythmusstörungen, Schlaganfall oder plötzlichen Blutdruckabfall.

ERKENNEN

Schlaffe Körperhaltung, meist blasse Hautfarbe, fehlende Reaktion auf Ansprache und Berührung, je nach Ursache niedriger, normaler oder hoher Puls, je nach Ursache niedriger, normaler oder hoher Blutdruck.

Störungen des Bewusstseins und der Orientierung	
Benommenheit	Erweckbar, Orientierung und Reaktion sind verlangsamt.
Verwirrtheit (Desorientierung)	Innere oder äußere Unruhe, planloses Handeln.
Teilnahmslosigkeit (Apathie)	Fehlender Eigenantrieb, dabei wach und ansprechbar.
Schläfrigkeit (Somnolenz)	Mit stärkeren Reizen (z. B. an der Schulter rütteln) erweckbar.
Tiefer Schlaf (Sopor)	Nur mit sehr starken oder schmerzhaften Reizen erweckbar.
Sehr tiefer Schlaf (Koma)	Auch mit stärksten Reizen nicht erweckbar.
Erstarrung (Stupor)	Es fehlt jede geistige oder körperliche Eigenaktivität.
Sinnestäuschungen (Halluzinationen)	Es werden objektiv nicht vorhandene Sinneseindrücke wahrgenommen (Geräusche, Geschmack, Berührungen, visuelle Eindrücke).
Delirium	Akute psychische Störung mit Desorientierung, Halluzinationen, ängstlicher Erregung und körperlicher Unruhe. Oft durch Alkoholismus verursacht.

HANDELN

- Bewusstsein und Atmung kontrollieren (siehe S. 27).
- Stabile Seitenlage.
- Notruf.
- Wärme erhalten.

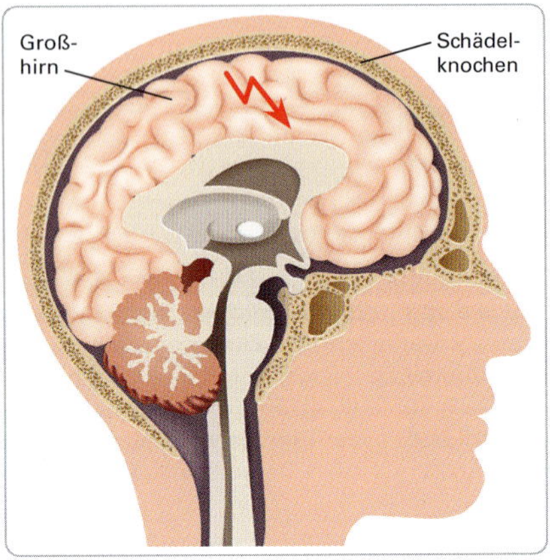

Gewalteinwirkung auf den Kopf führt zur Gehirnerschütterung.

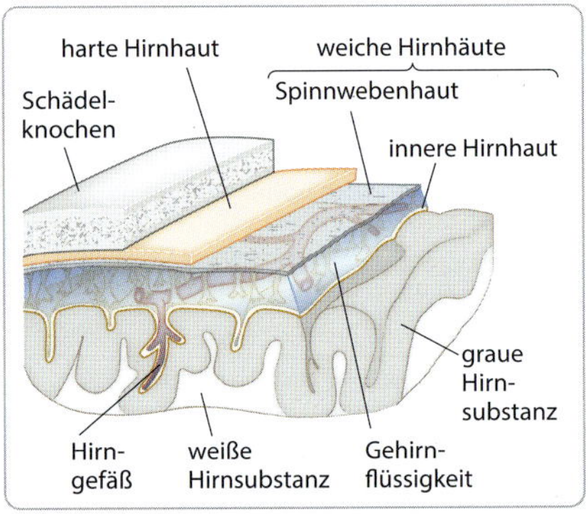

Das Gehirn wird durch den Schädelknochen und die Hirnhäute geschützt.

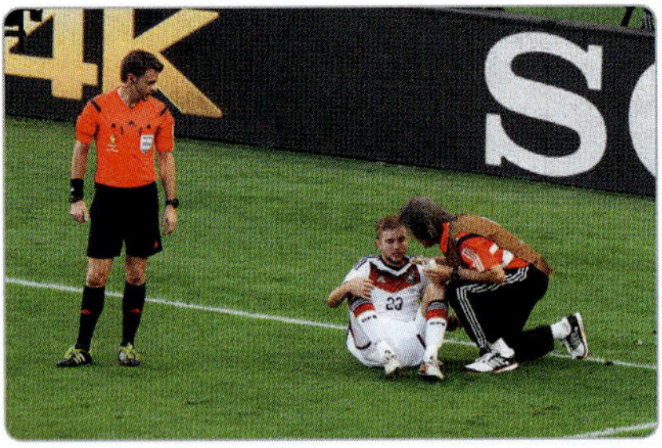

WM-Finale Deutschland – Argentinien: „Ist das hier das Finale?", fragte der deutsche Nationalspieler Christoph Kramer den Schiedsrichter einige Minuten nach einem heftigen Zusammenprall mit einem gegnerischen Spieler. Aufgrund einer Gehirnerschütterung kann er sich bis heute nicht an die Zeit kurz vor und nach diesem Vorfall erinnern. Er wurde nach dem Gespräch mit dem Schiedsrichter ausgewechselt.

Gehirnerschütterung

WISSEN

Das Großhirn besteht aus einer linken und einer rechten Gehirnhälfte. Sie sind durch Nervenfasern miteinander verbunden. Im Großhirn werden Sinneseindrücke verarbeitet und Bewegungen kontrolliert. Außerdem ist das Großhirn für Hören und Sprechen, Intelligenz und Gedächtnis verantwortlich. Es ist von Hirnhäuten und dem knöchernen Schädel umgeben. In ihm hat es nur wenig Bewegungsspielraum. Wenn das Gehirn durch **Einwirkung von außen** erschüttert und somit gewaltsam gegen die Schädeldecke gedrückt wird, kann es zu Einblutungen im Bereich der Hirngefäße kommen. Dieser Vorgang heißt Gehirnerschütterung (Commotio cerebri). Sie ist eine **leichte Form des Schädel-Hirn-Traumas** (SHT) und häufige Ursache für Krankenhausaufenthalte. Ursächlich sind vor allem **Unfallereignisse im Schul- und Freizeitsport**.

ERKENNEN

Die Gehirnerschütterung wird von Laien häufig als eine leichte Verletzung eingeschätzt und in ihren Konsequenzen unterschätzt. Etwa 40–50 % der Gehirnerschütterungen werden übersehen. Typische Symptome sind:
Kopfschmerzen, Schwindel, Benommenheit, Übelkeit, Erbrechen, Nackenschmerzen, Schwäche, Müdigkeit, Sehstörungen, Licht- und Lärmempfindlichkeit, evtl. kurzzeitige Bewusstlosigkeit mit Erinnerungslücke bezüglich des Ereignisses sowie der Zeit kurz davor/danach, evtl. erhöhter Puls, evtl. erniedrigter Blutdruck.

HANDELN

- Notruf.
- Bei Bewusstlosigkeit und vorhandener Atmung: Stabile Seitenlage (siehe S. 29).
- Bei Bewusstsein: Flachlagerung mit leicht erhöhtem Kopf oder Oberkörper.
- Evtl. Wundversorgung am Kopf (siehe S. 89), evtl. Unterstützung beim Erbrechen (siehe S. 71).
- Beruhigung, laute Geräusche und helles Licht vermeiden.
- Wärmeerhalt, Bewusstsein und Atmung kontrollieren.

Eine sofortige **(Not-)ärztliche Behandlung** ist in folgenden Fällen erforderlich:
- Verwirrtheit >30 min.
- Bewusstlosigkeit >5 min.
- Pupillendifferenz
- Verschlechterung der Symptome/Bewusstseinslage.

Jeder Schlaganfall ist ein Notfall! Bei Verdacht sofort den Rettungsdienst rufen. **Time is brain!**

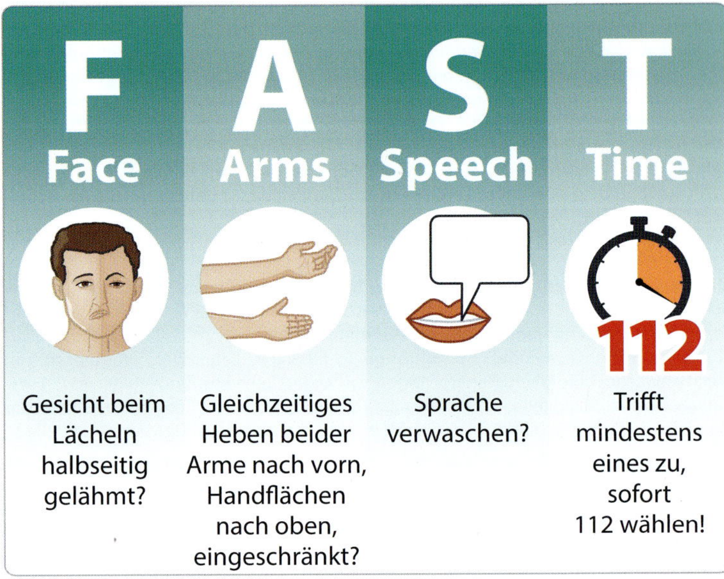

Anzeichen eines Schlaganfalls

Schwere Schlaganfälle und Hirnblutungen sind häufige Ursachen eines irreversiblen Ausfalls der Hirnfunktionen. Betroffene kommen dann unter Umständen für eine Organspende infrage. Mit einem Organspende-Ausweis kann jeder **Ja oder Nein zur Organspende** sagen. Verschaffen Sie sich und ihren Angehörigen Klarheit. Einen Ausweis können Sie kostenfrei auf der Seite www.organspende-info.de bestellen oder direkt auf der Seite ausfüllen, herunterladen und ausdrucken. Wenn Sie Ihre Meinung ändern, können Sie den Ausweis jederzeit erneuern.

Schlaganfall

WISSEN

Zu einem Schlaganfall (Apoplex) kommt es, wenn im Gehirn eines Betroffenen ein Blutgefäß verschlossen ist, z. B. durch arteriosklerotische Veränderungen oder wenn es reißt. In beiden Fällen wird der von dem betroffenen Blutgefäß versorgte Hirnbereich nicht mehr ausreichend mit Blut und somit Sauerstoff versorgt. **Gehirnzellen sterben ab**. Da verschiedene Bereiche im Gehirn jeweils unterschiedliche Körperfunktionen steuern, unterscheiden sich die Folgen des Schlaganfalls je nach Ort und Umfang des betroffenen Hirnareals. Ist ein großes, zentrales Gefäß betroffen, kann der Schlaganfall sogar zum Tod führen. Für eine baldige Rückbildung der Symptome ist es wichtig, dass Betroffene frühzeitig und schnell in ein Krankenhaus transportiert werden, möglichst in ein spezialisiertes Schlaganfall-Zentrum, die **Stroke-Unit**. Dort können Blutgerinnsel unter günstigen Umständen zeitnah medikamentös aufgelöst oder entfernt werden. Geschädigte, jedoch noch nicht abgestorbene Nervenzellen können sich erholen.

ERKENNEN

- Kopfschmerzen, Schwindel
- Übelkeit, Erbrechen
- Sehstörungen
- Verwirrtheit, Bewusstseinsstörung, evtl. mit Bewusstlosigkeit
- Schluck- und Sprechstörungen, undeutliche oder verwaschene Sprache
- gestörtes Sprachverständnis
- herabhängender Mundwinkel
- Koordinationsstörung
- Schwäche beim Anheben eines Armes oder Beines
- Halbseitenlähmung

HANDELN

- Notruf.
- Lagerung mit leicht erhöhtem Oberkörper. Bei Bewusstlosigkeit und vorhandener Atmung: Stabile Seitenlage (siehe S. 29).
- Ggf. beim Erbrechen unterstützen, dabei evtl. lockere Zahnprothese entfernen (siehe S. 71).
- Beruhigung.
- Bewusstsein und Atmung kontrollieren (siehe S. 27).

In Deutschland ereignen sich etwa 250.000 Schlaganfälle pro Jahr. Sie haben oft schwere Folgen: Etwa 25 % der Betroffenen sterben an dem Ereignis. Von den Überlebenden sind zwei Drittel deutlich eingeschränkt oder auf Dauer pflegebedürftig. Deshalb ist Vorbeugung wichtig:

- Herz-Kreislauf-Risikofaktoren wie hoher Blutdruck, erhöhte Blutfette oder Rauchen vermeiden oder frühzeitig behandeln.
- Auch kurzzeitige, kleine Ausfälle, auch wenn diese schon nach wenigen Minuten wieder verschwunden waren, durch einen Arzt abklären lassen, da das Risiko eines „großen" Schlaganfalls besteht.

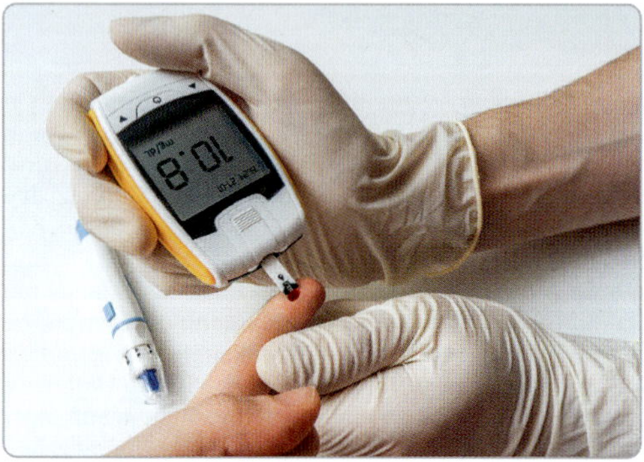

Blutzuckermessung

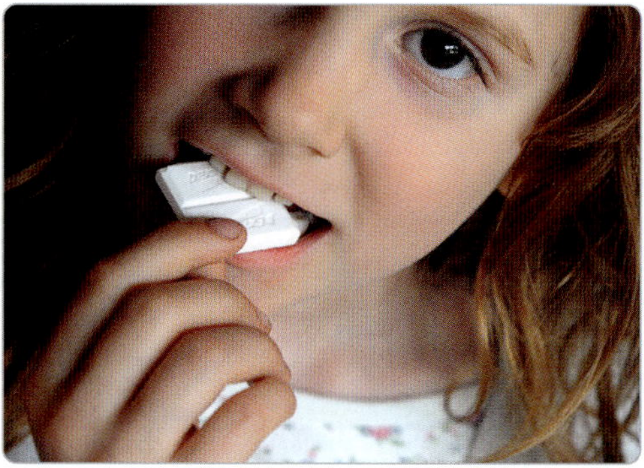

Die meisten Diabetiker kennen die Gefahr einer Unterzuckerung. Sie führen deshalb für den Notfall stets etwas Traubenzucker mit sich, der schnell ins Blut aufgenommen wird.

Blutzuckerwerte in mg/dl (mmol) bei stoffwechselgesunden Menschen

Unterzucker (Hypoglykämie)	Normbereich		Überzucker (Hyperglykämie)
	vor dem Essen	nach dem Essen	
< 60	60–100	100–140	> 140
(< 3,3)	(3,3–5,6)	(5,6–7,8)	(> 7,8)

Über-/Unterzuckerung

WISSEN

Bei der Zuckerkrankheit (Diabetes mellitus) schafft der Körper es nicht, die Konzentration des Zuckers im Blut zu regulieren. Normalerweise ist hierfür das Hormon **Insulin** verantwortlich. Es wird in der Bauchspeicheldrüse gebildet und sorgt dafür, dass der mit der Nahrung aufgenommene Zucker aus dem Blut in die Körperzellen gelangen kann um dort verwertet zu werden. Durch diesen Vorgang sinkt der Blutzuckerspiegel wieder. Kommt es zu einer Funktionsstörung der Bauchspeicheldrüse, fehlt Insulin und es kommt zu einer Überzuckerung **(Hyperglykämie) des Blutes**. Diabetiker müssen deshalb auf den Anteil von Zucker in ihrer Nahrung achten und ihren Blutzuckerspiegel regelmäßig kontrollieren. Je nach Diabetes-Typ nehmen die Betroffenen Tabletten ein, die die Insulinproduktion anregen, oder sie spritzen sich Insulin. Hierdurch sinkt der Blutzucker. Aufgenommene Nahrung und Insulinmenge müssen in einem ausgewogenen Verhältnis zueinander stehen. Nimmt der Diabetiker zu wenig Zucker zu sich oder spritzt er zu viel Insulin, kommt es zu einer **Unterzuckerung (Hypoglykämie)**.

ERKENNEN

Überzuckerung Patient hat evtl. zu viel gegessen oder nicht ausreichend Insulin zugeführt. Die folgenden Symptome entwickeln sich langsam:	**Unterzuckerung** Patient hat zu wenig gegessen oder zu viel Insulin verabreicht, die folgenden Symptome entwickeln sich schnell:
Durst	(Heiß-)Hunger
schneller, schwacher Puls	schneller Puls, Herzrasen
trockene, warme Haut	nasskalte, blasse Haut, Schweißausbruch
schnelle Atmung	Unruhe, Nervosität, Zittern, Kopfschmerzen, evtl. Krampfanfälle
Leistungsabfall, Müdigkeit, evtl. Bewusstseinsstörungen	Konzentrationsstörungen, Verwirrtheit, Ohnmacht bis hin zur Bewusstlosigkeit
Bauchschmerzen, Übelkeit, Erbrechen	
erhöhte Urinmenge	
auffälliger Geruch bei der Ausatmung (Aceton)	

HANDELN

Überzuckerung	**Unterzuckerung**
Kontrolle von Bewusstsein und Atmung	
Bei erhaltenem Bewusstsein den Patienten zum Hausarzt bringen.	Bei erhaltenem Bewusstsein dem Patienten Traubenzucker, Süßigkeiten oder ein süßes Getränk verabreichen.
Wenn sich der Zustand des Betroffenen nicht bessert oder bei Bewusstlosigkeit: Notruf	

Achtung: Den Patienten während des Krampfanfalls nicht festhalten oder fixieren. Keine Gegenstände in seinen Mund stecken, um einen eventuellen Zungenbiss zu vermeiden!

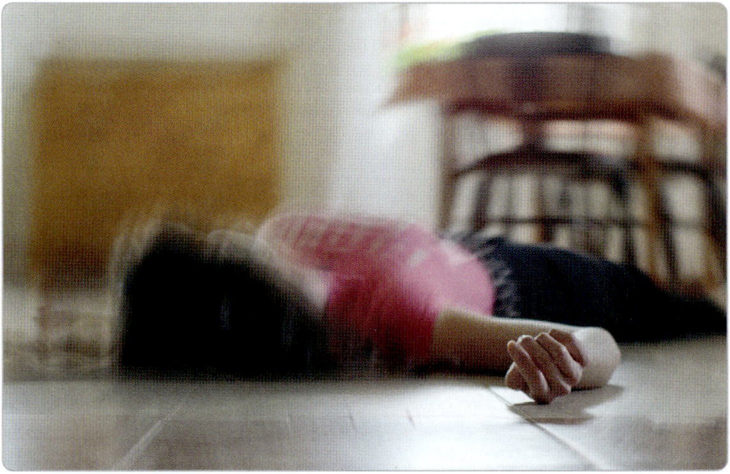

Während des Krampfanfalls soll der Betroffene vor (Kopf-)Verletzungen geschützt werden.

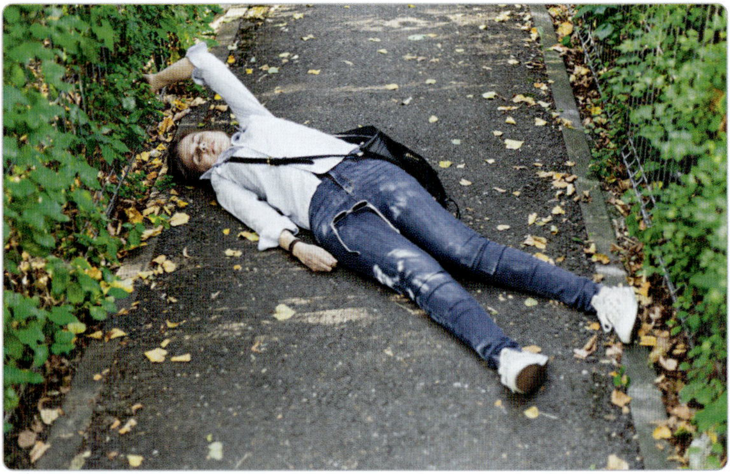

Unwillkürliche und raumgreifende Bewegungen können einen Krampfanfall begleiten.

Krampfanfall

WISSEN

Wenn innere oder äußere Reize das Gehirn überlasten, kann dies zu einem Krampfanfall führen. Er kann grundsätzlich jeden Menschen treffen. Die jeweilige Reizschwelle ist allerdings von Mensch zu Mensch unterschiedlich. Auch eine Unterzuckerung, Sauerstoffmangel oder Schädelverletzungen, Vergiftungen oder hohes Fieber können Ursachen für Krampfanfälle sein. Manche Menschen mit Krampferfahrung bemerken den bevorstehenden Anfall und informieren ihr Umfeld rechtzeitig. Typisch für einen Krampfanfall sind **unwillkürliche Muskelbewegungen und -krämpfe**, die oft von Bewusstlosigkeit begleitet werden. Nach dem Krampfanfall sind die Betroffenen oft sehr erschöpft und/oder schlafen ein.

Etwa 5 % der Bevölkerung bekommt einmal im Leben einen Krampfanfall. Wiederkehrende Krampfanfälle werden als **Epilepsie** bezeichnet. Hiervon sind etwa 0,5–1 % der Bevölkerung betroffen.

ERKENNEN

Plötzlicher Sturz des Betroffenen, Bewusstlosigkeit, Muskelstarre oder Muskelzuckungen, beschleunigte Atmung, vermehrte Speichelbildung, schäumender Speichel in den Mundwinkeln, evtl. Blut im Speichel durch Biss in die Zunge oder Wangenschleimhaut, evtl. Urinabgang.

HANDELN

- Falls möglich den Sturz abfangen.
- Für ausreichend Platz um den Patienten herum sorgen, um Verletzungen zu vermeiden (z. B. Tische und Stühle beiseite räumen).
- Gaffer fortschicken.
- Besonders den Kopf des Patienten schützen (Jacke, Decke, Handtuch). Evtl. Kleidung im Halsbereich des Patienten lockern.
- Bewusstsein und Atmung des Patienten beobachten.
- Nach der Krampfphase: Stabile Seitenlage (siehe S. 29).
- Bewusstsein und Atmung weiter beobachten, bis der Patient wieder zu sich kommt oder der Rettungsdienst eintrifft.

Der **Notarzt** muss gerufen werden, wenn:
- der Krampfanfall zum ersten Mal aufgetreten ist,
- der Krampfanfall länger als ca. fünf Minuten gedauert hat oder
- ein zweiter Anfall auf den ersten folgt.

Andernfalls raten Sie dem Betroffenen, seinen Hausarzt oder Neurologen aufzusuchen.

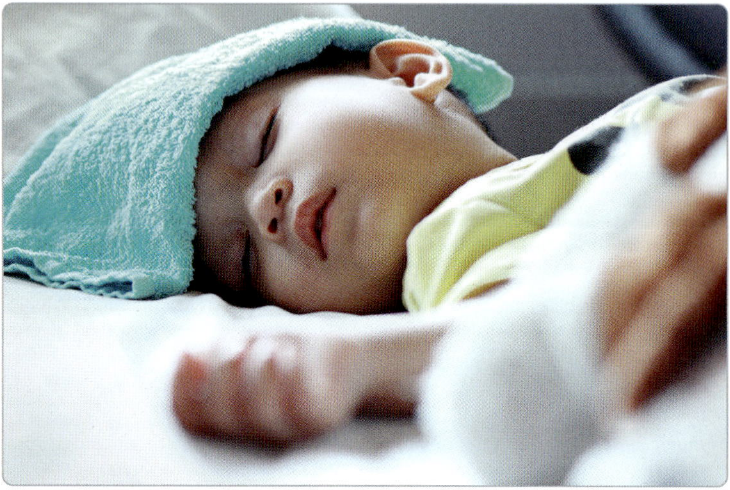

Nach der Krampfphase können feuchte Tücher für Kühlung sorgen.

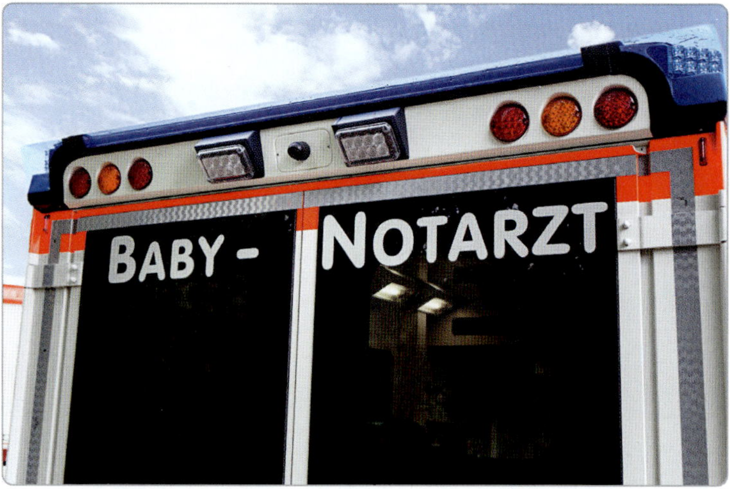

Bei Säuglingen und wenn ein Fieberkrampf erstmalig auftritt, sollte der Notarzt verständigt werden.

Fieberkrampf

WISSEN

Wenn Krampfanfälle bei Kindern auftreten, dann besonders häufig in Verbindung mit Fieber. Warum Fieberkrämpfe bei manchen Kindern auftreten, ist nicht bekannt. Fieberkrämpfe treten meist zwischen dem 6. Lebensmonat und dem 6. Lebensjahr **bei 3–5 % aller Kinder** auf. Etwa ein Drittel der betroffenen Kinder haben innerhalb eines Jahres nach ihrem ersten Fieberkrampf einen weiteren.

Fieberkrämpfe ereignen sich meist in der Phase des Temperaturanstiegs und dauern oft nur wenige Minuten. Nach dem Fieberkrampf sind die Kinder sehr erschöpft und/oder schlafen ein. Das Ereignis wirkt auf Eltern vielfach äußerst beängstigend, obwohl Fieberkrämpfe meistens folgenlos verlaufen. Manche Eltern haben Sorge, dass ihr Kind stirbt. Eltern verarbeiten das Geschehen leichter, wenn sie nach der Behandlung mit jemandem über das Erlebte sprechen können. Treten Fieberkrämpfe bei einem Kind im Laufe der Zeit gehäuft auf, können die Eltern mit dem Ereignis zunehmend besser umgehen. Sie kennen ihr Kind am besten.

ERKENNEN

Einfache Fieberkrämpfe: Dauern nur einige Minuten, wiederholen sich im Laufe eines Tages nicht.
Komplizierte Fieberkrämpfe: Dauern >15 min., sind auf eine Körperhälfte begrenzt, im Laufe eines Tages wiederholt sich der Krampf.
Fieber >38 °C, Muskelstarre oder Muskelzuckungen („Das Kind hat sich ganz steif gemacht."), starre oder verdrehte Augen, unregelmäßige Atmung, teils mit langem Atemanhalten und blau werdendem Gesicht, blasse Haut, erhöhter Puls, Bewusstseinsstörung oder Bewusstlosigkeit.

HANDELN

- Kind (und ggf. Eltern) beruhigen.
- Ruhe bewahren und beim Kind bleiben.
- Kind nicht festhalten, für ausreichend Platz sorgen, Kissen oder Decken um das Kind herum legen, um Verletzungen zu vermeiden.
- Kühlung verschaffen, dazu die Bettdecke entfernen.
- Bewusstsein und Atmung des Kindes beobachten. Keine Nahrung oder Getränke verabreichen.
- Nach der Krampfphase: weiterhin Kühlung verschaffen, dazu evtl. das Kind entkleiden.
- Stabile Seitenlage. Bewusstsein und Atmung weiter beobachten, bis das Kind wieder zu sich kommt oder der Rettungsdienst eintrifft.
- Wenn aufgrund eines vormaligen Fieberkrampfes eine Diazepam-Rektiole vorhanden ist, kann diese verabreicht werden.

Notruf 112 wählen wenn ...
- das Kind zum ersten Mal einen Fieberkrampf hat
- bei Babys unter 3 Monaten
- bei einem komplizierten Fieberkrampf

Die Atmung gehört zu den Vitalfunktionen. Ein Atemstillstand mit einer Dauer von wenigen Minuten ist deshalb tödlich.

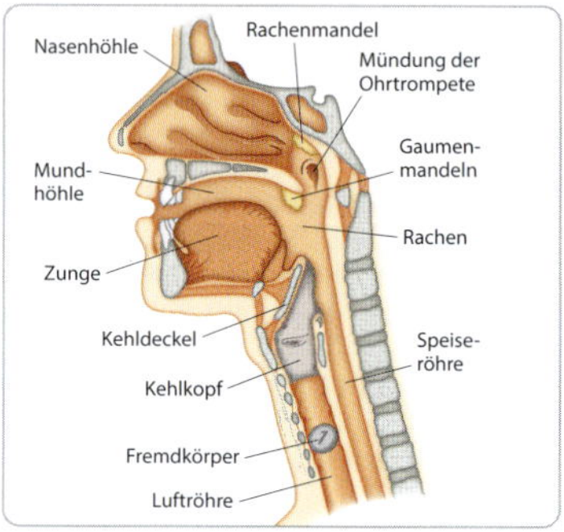

Blockade der Luftröhre durch eine verschluckte Cent-Münze. Die oberen Atemwege reichen bis zum Kehlkopf. Der Kehlkopf und die Luftröhre gehören zu den unteren Atemwegen. Im Kehlkopf kreuzen sich außerdem Atem- und Speiseweg.

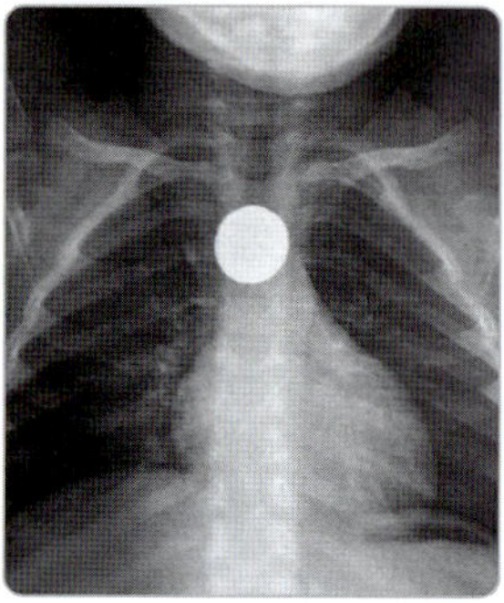

Röntgenbild mit Fremdkörper in der Luftröhre.

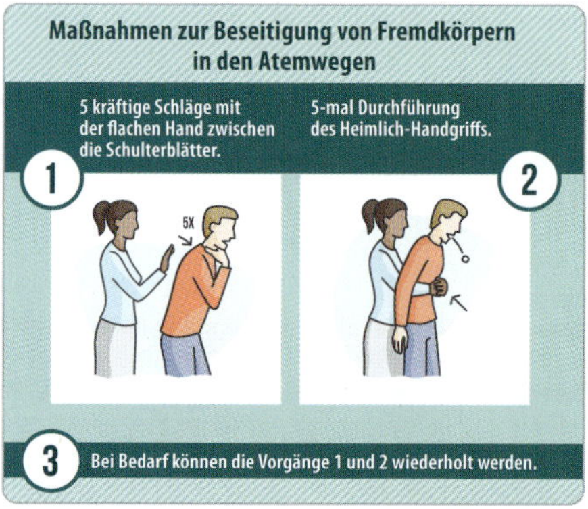

Durchführung des Heimlich-Handgriffs: Der Helfer steht hinter dem Patienten. Er umfasst ihn unter den Achselhöhlen hindurch und ballt beide Hände vor dem Patienten kurz unterhalb des Brustbeins zur Faust. Durch schnellen, kräftigen Druck der Faust in den Oberbauch kann der Fremdkörper eventuell aus den Atemwegen herausgepresst werden. Der Vorgang kann mehrere Male wiederholt werden. Nach der Anwendung des Heimlich-Handgriffs muss der Patient in jedem Fall ärztlich untersucht werden.

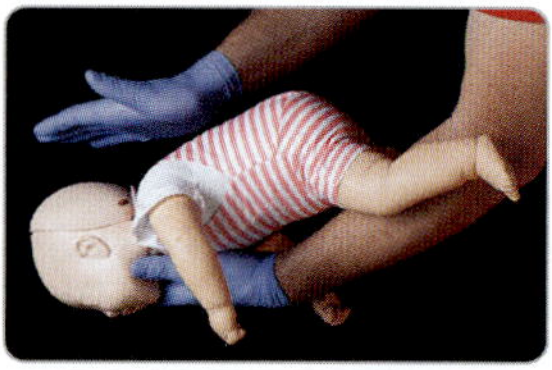

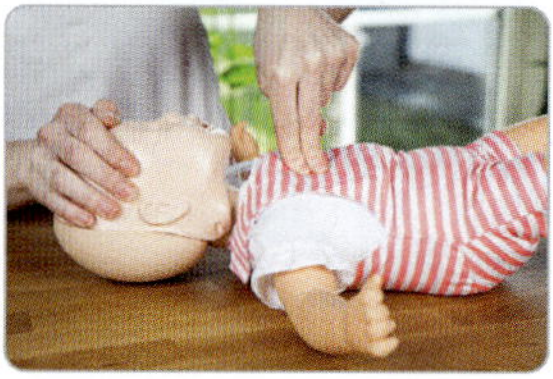

Bei Kindern bis ca. 12 Monaten können dosierte Schläge auf den Rücken sowie der wiederholte Druck auf das Brustbein helfen, den Fremdkörper aus den Atemwegen zu befördern.

4.2 Störungen der Atmung

Verlegung der Atemwege durch Fremdkörper

WISSEN

Beim Schlucken verschließt der Kehldeckel die Luftröhre. Dadurch wird verhindert, dass Nahrung in die Luftröhre statt in die Speiseröhre gelangt. Manchmal kommt es jedoch zu „Schluck-Unfällen", die durchaus lebensbedrohlich sein können. Ältere Menschen verschlucken sich oftmals beim Essen **aufgrund von Schluckstörungen**. Und ein **Kleinkind** steckt **aus Neugier** vieles (Murmeln, Luftballons, Erdnüsse, Weintrauben) in den Mund. Wenn es dann läuft, fällt oder erschrickt, gelangt kleinteiliges Spielzeug oder Nahrung versehentlich in die Luftröhre. Kinder sollten deshalb während Sport und Spiel nicht essen. Je nach Größe bleiben Nahrungsreste oder Fremdkörper im Rachen, in der Luftröhre oder in den oberen Bronchien stecken.

ERKENNEN

Plötzliche Atemnot, Patient kann kaum zusammenhängend sprechen, evtl. starker Hustenreiz, Atemgeräusche (Pfeifen, Brummen), aufgerichteter Oberkörper, angespannte Hals- und Brustmuskulatur, bläuliche Verfärbung von Haut und Lippen, Unruhe, Angst.

HANDELN

Bei Kindern und Erwachsenen:

- Notruf.
- Der Betroffene sollte versuchen, den Fremdkörper selbstständig auszuhusten. Gelingt dies nicht: Kräftige Schläge mit der flachen Hand zwischen die Schulterblätter.
- Wenn der Erfolg ausbleibt: Heimlich-Handgriff anwenden.
- Bei Bedarf beide Maßnahmen im Wechsel fortsetzen.
- Bei Bewusstlosigkeit und ausbleibender Atmung: Beginn der Herz-Lungen-Wiederbelebung (siehe S. 31).

Bei Kindern bis ca. 1 Jahr:

- Notruf.
- Wohldosierte Schläge auf den Rücken geben. Dazu legt der Helfer das Baby bäuchlings auf seinen Unterarm (wegen der kleineren Fläche eignet sich die Faust zum Schlagen evtl. besser als die Handfläche).
- Wenn der Erfolg ausbleibt: Baby auf den Rücken legen und einige Male mit den Fingern auf das Brustbein drücken. Bei Bedarf beide Maßnahmen im Wechsel fortsetzen.
- Bei Bewusstlosigkeit und ausbleibender Atmung: Beginn der Herz-Lungen-Wiederbelebung.

> Kinder mit Verdacht auf Fremdkörper in den Atemwegen niemals schütteln oder mit dem Kopf nach unten an den Füßen festhalten. Die Gefahr zusätzlicher schwerer Verletzungen ist hierbei groß.

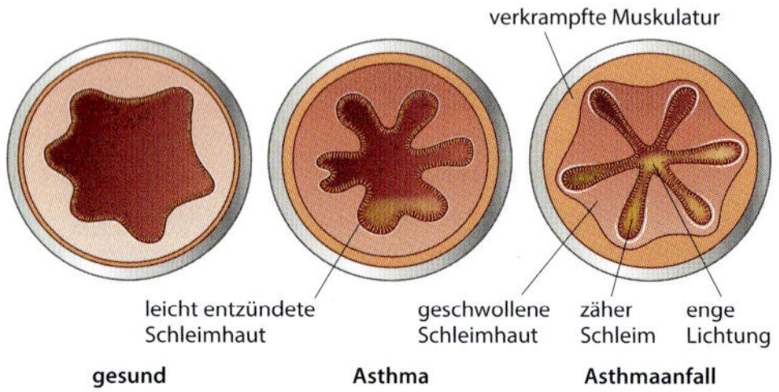

Durch Schleimhautschwellung, Verkrampfung der Muskulatur in den Bronchien und Überproduktion von zähem Schleim sind die Atemwege im Asthmaanfall verengt.

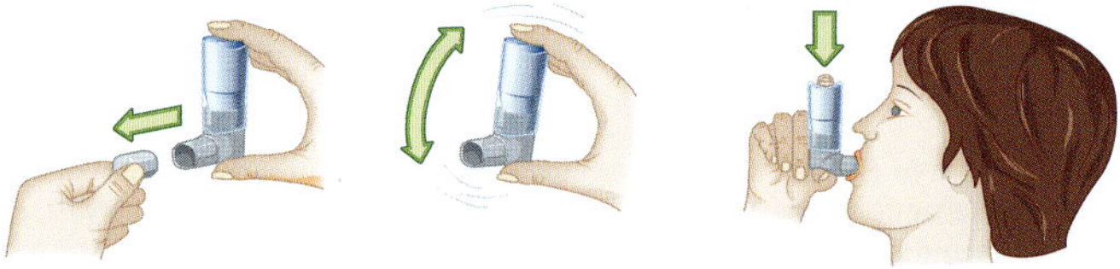

Schutzkappe abnehmen

- Dosieraerosol gut durchschütteln
- Ausatmen

- Mundstück mit den Lippen umschließen
- Langsam tief einatmen
- Gleichzeitig auf den Metallbehälter drücken
- Luft mehrere Sekunden anhalten
- Langsam ausatmen

Die meisten Asthmamedikamente werden inhaliert, z. B. als Dosieraerosol („Asthmasprays"). Voraussetzung für optimale Wirkung ist die richtige Anwendung.

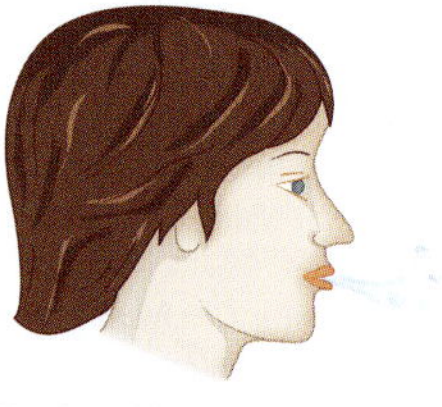

Dosierte Lippenbremse:
- Einatmen durch die Nase
- Beim Ausatmen die Lippen fast schließen – ähnlich wie beim Pfeifen

Ausatmen mit der Lippenbremse.

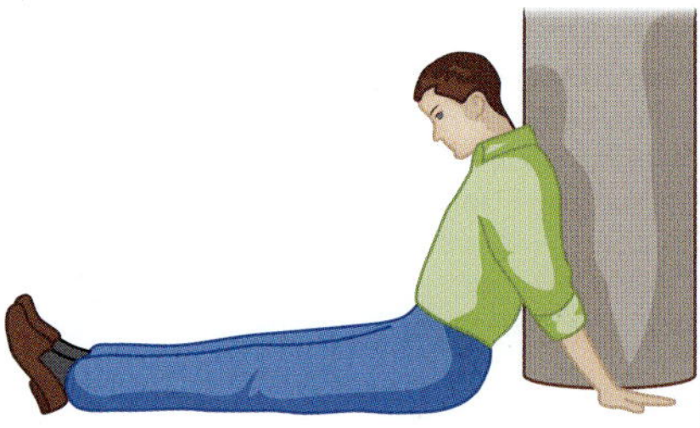

Lagerung zur Atemunterstützung bei akuter Atemnot.

Asthma-Anfall

WISSEN

Die Auslöser des akuten Asthma bronchiale sind von Patient zu Patient verschieden. Allergien auf Pollen, Nahrungsmittel oder Tierhaare, Zigarettenrauch, Infektionen der Atemwege, Medikamente, körperliche Anstrengungen oder plötzliche Temperaturwechsel sind häufige Auslöser. Bei Kindern ist das Asthma bronchiale die häufigste chronische Erkrankung. Drei gleichzeitig ablaufende Vorgänge können beim Asthma bronchiale zu einer plötzlichen Verengung der Bronchien führen: **Die Bronchialmuskulatur verkrampft sich, die Bronchialschleimhaut schwillt an und sie produziert mehr Schleim als sonst**. Im akuten Asthmaanfall klagen die Betroffenen deshalb über stärkste Atemnot und haben oftmals große Angst. Auch für Eltern oder Angehörige ist es schwer erträglich, wenn das Kind oder der Partner nach Luft ringt. Aber erst dann, wenn die erschwerte Atmung zu einem Sauerstoffmangel führt, ist ein Asthma-Anfall wirklich bedrohlich.

ERKENNEN

Zunehmende, lebensbedrohliche Atemnot, Angst, kalter Schweiß, pfeifende Atemgeräusche, erschwerte und verlängerte Phase der Ausatmung, Probleme beim Sprechen (kurze Sätze, flüstern), bläuliche Verfärbung von Lippen und Gesicht, allgemeine Erschöpfung.

HANDELN

- Für eine ruhige Umgebung sorgen.
- Lagerung mit erhöhtem Oberkörper.
- Beengende Kleidung öffnen, für frische Luft sorgen.
- Evtl. Patienten bei der Einnahme von bronchienerweiternden Medikamenten, z. B. eines Dosieraerosols, unterstützen.
- Patienten animieren, gegen die geschlossenen Lippen auszuatmen (sog. „Lippenbremse“).
- Wenn keine Besserung eintritt: Notruf.

Besonders schwere Asthma-Anfälle, die über längere Zeit anhalten und sich durch die üblichen Therapiemaßnahmen nicht beenden lassen, werden als **Status asthmaticus** bezeichnet. Es handelt sich um einen Notfall, der intensivmedizinischer Behandlung bedarf.

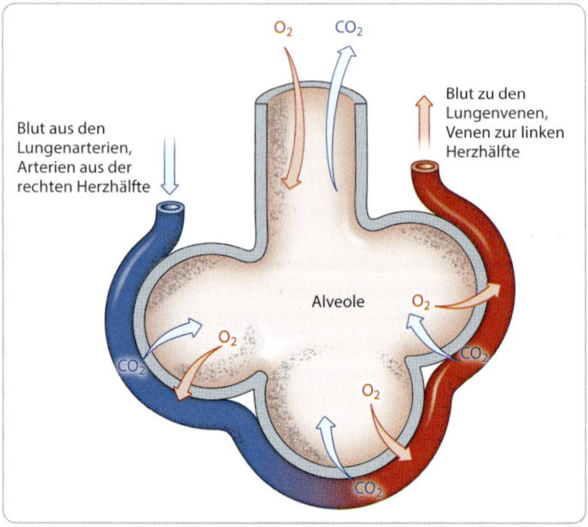

Gasaustausch in den Lungenbläschen.

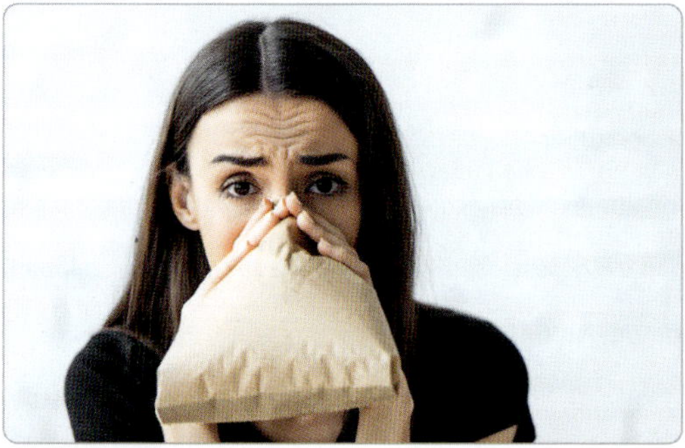

Das Aus- und Einatmen in eine Tüte bewirkt eine allmähliche Erhöhung des CO_2-Gehaltes im Blut.

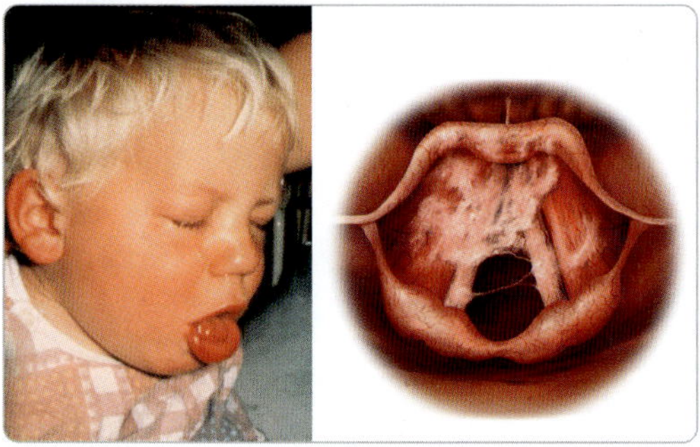

Eine Entzündung mit vermehrter Schleimbildung im Bereich von Kehlkopf und Stimmbändern führt zu anfallartigem Husten (Krupphusten).

Hyperventilation

WISSEN

Die Hyperventilation (zu schnelles, tiefes Atmen) beschreibt einen Zustand, der meist psychische Ursachen hat. Angst, z. B. vor Prüfungssituationen oder Panikattacken können das Auftreten einer Hyperventilation begünstigen. Mit der Einatemluft wird Sauerstoff aufgenommen und an den Lungenbläschen ins Blut übergeben. Über die Ausatemluft wird Kohlendioxid abgegeben. Rezeptoren in der Blutbahn registrieren Schwankungen des O_2- und CO_2-Gehaltes im Blut. Diese Informationen gelangen zum Gehirn, von wo aus die Atemfrequenz gesteuert wird. Durch zu schnelles Ein- und Ausatmen bei der Hyperventilation wird dem Blut zu viel Kohlendioxid entzogen. Dies führt zu Störungen der Steuerung der Atemfrequenz, eine beschleunigte Atmung ist die Folge. Normalisiert sich die Atemfrequenz wieder, gehen die Symptome der Hyperventilation zurück.

ERKENNEN

Unnormal schnelle und tiefe Atemzüge, dabei subjektiv empfundene Atemnot, Kribbelgefühl an Händen und Lippen, evtl. Krämpfe/Pfötchenstellung der Hände, unruhiges, auffälliges Verhalten, erhöhter Puls, Schwindel und Schwitzen, evtl. Bewusstseinsstörungen.

HANDELN

- Mit dem Betroffenen an einen ruhigen Ort gehen und beruhigend auf ihn einwirken.
- Gemeinsam langsam und regelmäßig ein- und ausatmen (vormachen/nachmachen).
- Bleibt ein Erfolg aus, bitten Sie den Betroffenen ca. 10-mal langsam in eine Plastiktüte hinein aus- und einzuatmen. Danach ca. 10-mal ohne Tüte frei atmen. Im Wechsel so lange wiederholen, bis sich die Atmung beruhigt.
- Wenn keine Besserung eintritt: Notruf.

Krupp-Syndrom

WISSEN

Beim Krupp-Syndrom kommt es zu einem Anschwellen der Schleimhaut im Bereich des Kehlkopfes, meist bedingt durch virale Infektionen. Betroffen sind vor allem Säuglinge und Kleinkinder.

ERKENNEN

Plötzlich auftretende Atemnot, bellender Husten, pfeifende Atemgeräusche.

HANDELN

- Das Kind beruhigen.
- Atemerleichternde Körperhaltung (Oberkörperhochlagerung).
- Für frische Luft und eine hohe Luftfeuchtigkeit sorgen.
- Falls die Atemnot sehr lange andauert oder sich die Symptome verschlechtern: Notruf.

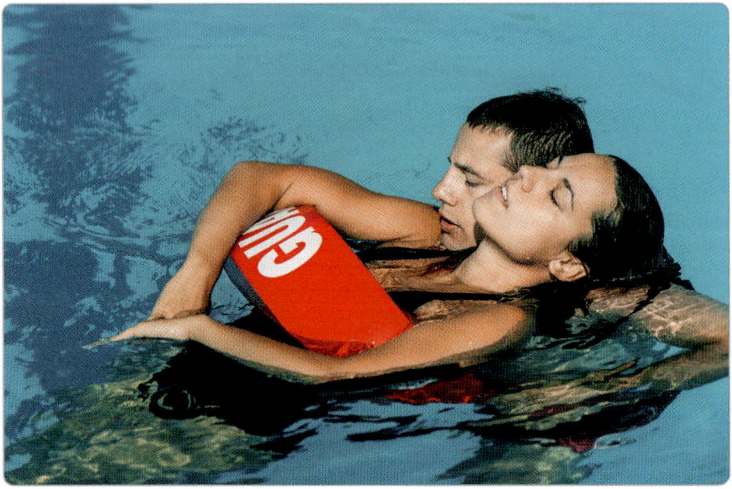

Rettung einer Ertrinkenden

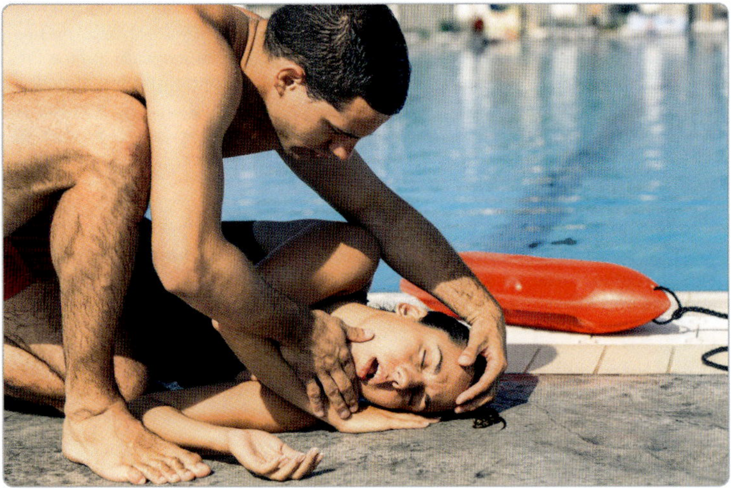

Stabile Seitenlage nach der Rettung

Ertrinken

WISSEN

Es ist ein Irrtum zu glauben, dass Ertrinkende laut rufend und winkend auf sich aufmerksam machen. **Das Ertrinken ist ein stiller Vorgang**, der leider oft unbemerkt abläuft. Unterschiedliche Bedingungen begünstigen das Auftreten von Ertrinkungsunfällen.
Äußere Faktoren: Wassertiefe und -temperatur, Brandung, Wellen, Strömung.
Individuelle Faktoren: Alter, Schwimmfähigkeit und -ausdauer, Überhitzung nach Sonneneinstrahlung, Erschöpfung, Alkoholeinwirkung, Medikamenteneinnahme.

Vom Ertrinken unterschieden wird die sog. Wassernotsituation. In ihr ist der Betroffene in der Lage auf sich aufmerksam zu machen und auf Hilfsangebote zu reagieren.

ERKENNEN

Vor der Rettung:
Wenn Mund und Nase für einen kurzen Moment über der Wasseroberfläche sind, schnappen Betroffene nach Luft. Zum Rufen reichen Zeit und Luft nicht. Der Atemreflex ist allem anderen übergeordnet. Betroffene pressen die Arme immer wieder seitlich ins Wasser um Auftrieb zu erhalten. Der Bewegungsablauf kann in panischem Paddeln münden. Die Augen Ertrinkender sind entweder geschlossen oder zeigen einen starren, glasigen Blick.

Nach der Rettung:
Blasse Haut, rasselnde Atemgeräusche, Atemstörung bis zum Atemstillstand, Bewusstseinsstörung bis zur Bewusstlosigkeit, evtl. Herz-Kreislauf-Stillstand.

HANDELN

- Den Ertrinkenden aus dem Wasser retten, hierzu seinen Kopf über Wasser halten und ihn schwimmend an Land/ins Boot ziehen.
- Auf eine Decke oder Rettungsdecke legen. Vor Auskühlung schützen.
- Bewusstsein und Atmung kontrollieren.
- Bei fehlender Atmung: Mit der Herz-Lungen-Wiederbelebung beginnen (siehe S. 31).
- Bei vorhandener Atmung: Nasse Kleidung entfernen. Damit verschlucktes Wasser abfließen kann, den noch atmenden Patienten in Seitenlage lagern und zudecken.
- Notruf.

Im Alter von 1–5 Jahren ist das Ertrinken die häufigste unnatürliche Todesursache. Im Alter von 5–10 Jahren ist es, nach Verkehrsunfällen, die zweithäufigste unnatürliche Todesursache (DLRG und BMSGPK 2021).

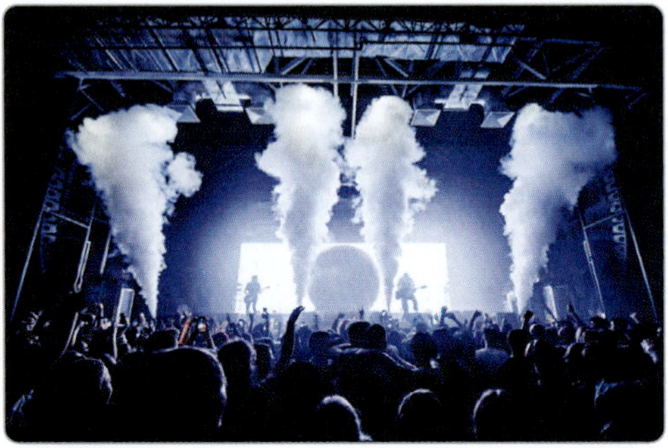

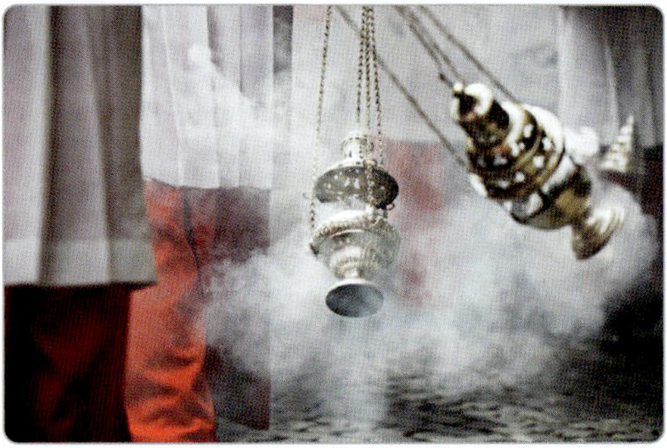

Langes Stehen, schlechte Luft und überhitzte Räume begünstigen eine Ohnmacht.

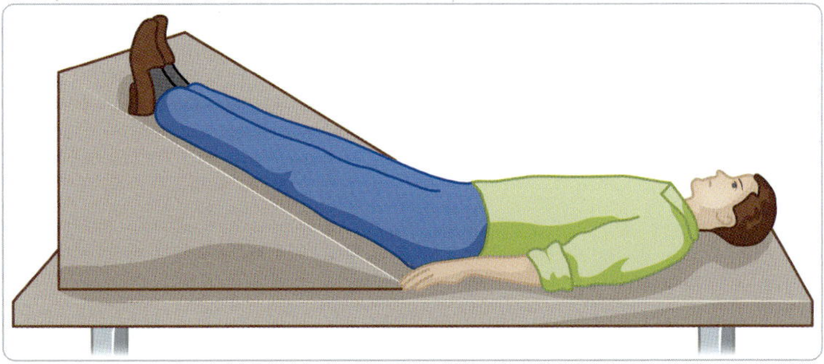

(Schock-)Lagerung zur Förderung des Blutrückflusses bei einer Ohnmacht.

4.3 Störungen des Herz-Kreislauf-Systems

Ohnmacht

WISSEN

Bei einer Ohnmacht (Synkope) handelt es sich um einen plötzlichen, kurzzeitigen Bewusstseinsverlust. In den meisten Fällen verläuft das Geschehen harmlos. Bei etwa 10 % der Patienten, die wegen einer Ohnmacht in die Notaufnahme eines Krankenhauses kommen, ist sie allerdings ein Symptom für schwerwiegende Erkrankungen wie etwa Herzrhythmusstörungen oder Schädel-Hirn-Traumen (z. B. nach einer Gehirnerschütterung). Weitere Ursachen sind: Angstgefühle, Aufregung, langes Stehen und Sauerstoffmangel in überhitzten Räumen, starkes Schwitzen oder ein schneller Lagewechsel (z. B. vom Liegen zum Stehen). Die Blutgefäße der Peripherie weiten sich, die Herzfrequenz verringert sich. Dadurch versackt das Blut in den unteren Körperregionen. Es kommt zu einer **Sauerstoffunterversorgung des Gehirns** mit folgender Bewusstlosigkeit. Die Ohnmacht selbst ist harmlos, da sie mit einer entsprechenden Lagerung meist schnell rückgängig zu machen ist. Problematisch sind mögliche Folgeverletzungen, die durch das plötzliche Umfallen des Patienten entstehen können, wie etwa Gehirnerschütterung, Kopfplatzwunde, Schädel-Hirn-Trauma oder eine Fraktur.

ERKENNEN

Vor der Ohnmacht: Gähnen, blasse, schweißige Haut, Schwindel, Übelkeit, Schwarzwerden vor den Augen.

Dann: Sturz, Umfallen des Patienten, weiterhin blasse, kaltschweißige Haut, schwacher Puls.

HANDELN

- Bewusstsein und Atmung kontrollieren.
- Beengende Kleidung entfernen.
- Sicherstellen, dass der Betroffene nicht fällt und sich nicht verletzt, falls er bewusstlos wird.
- Wenn möglich für eine Druckerhöhung im Körper sorgen: Hocken mit eng angezogenen oder überkreuzten Beinen.
- Bei bereits eingetretener Ohnmacht/Sturz: Schocklagerung, ggf. stabile Seitenlage.
- Ein kühles, feuchtes Tuch wird meist als angenehm empfunden.
- Erst nach einer Ruhezeit von mehreren Minuten den Patienten langsam und unter Aufsicht aufstehen lassen.
- Falls keine Besserung eintritt: Notruf.

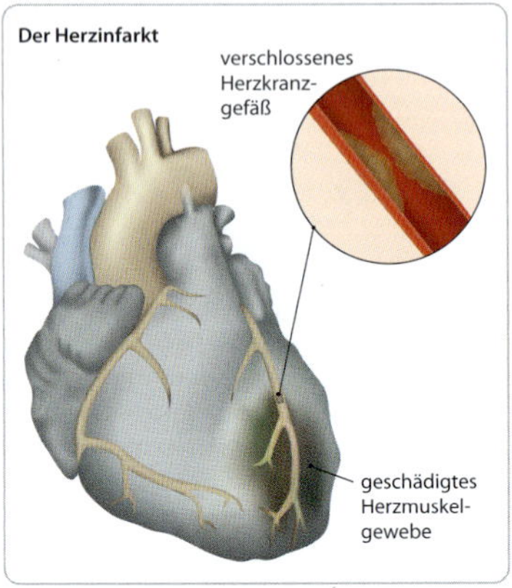

Arteriosklerotische Ablagerungen verengen ein Herzkranzgefäß (Angina pectoris).

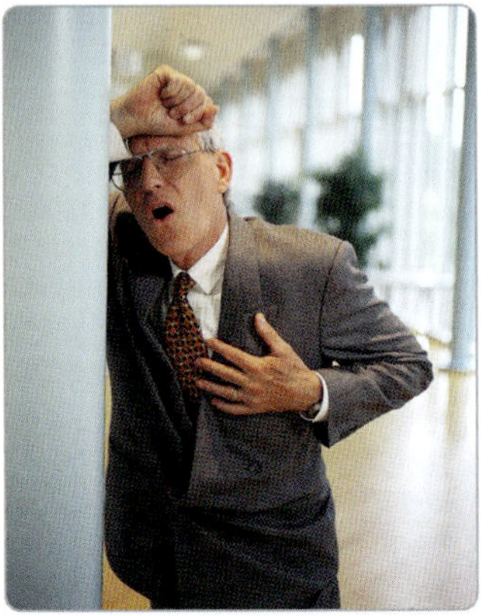

Starke Schmerzen und Todesangst sind typische Symptome eines Herzinfarktes.

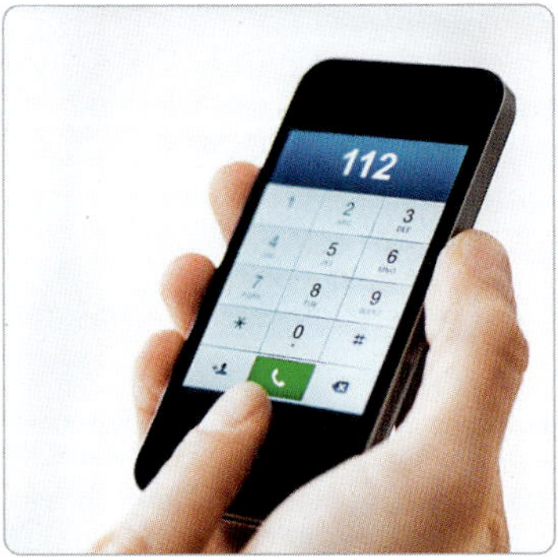

Bei Verdacht auf einen Herzinfarkt muss sofort der Notruf 112 gewählt werden.

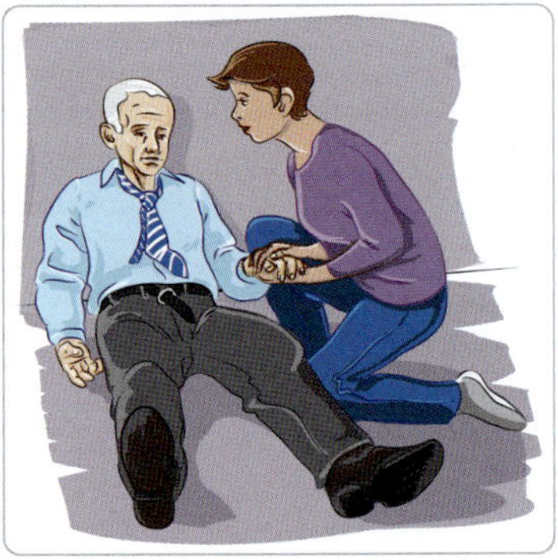

Kleidung lockern und Oberkörper hoch lagern bei Verdacht auf Herzinfarkt oder Angina pectoris.

Herzinfarkt, Angina pectoris

WISSEN

Der Herzmuskel benötigt mehr Sauerstoff als alle anderen Muskeln im Körper. Er wird über die Herzkrangefäße mit Blut versorgt. Wenn diese Arterien durch arteriosklerotische Ablagerungen, z. B. im Rahmen der Koronaren Herzkrankheit (KHK) verengt sind, kommt es zu einer **Sauerstoffunterversorgung des Herzmuskels**. Bei einem Herzinfarkt ist die Sauerstoffversorgung vollständig unterbrochen. Nach etwa 15 Minuten sterben die Zellen des betroffenen Herzmuskelgewebes unter großen Schmerzen ab. Im Unterschied dazu handelt es sich bei der Angina pectoris um ein vorübergehendes Gefühl der Brustenge, bei der (noch) keine Herzmuskelzellen absterben. Der Herzinfarkt zählt zu den häufigsten Todesursachen in europäischen Ländern. In Deutschland sind jährlich etwa 280 000 Menschen betroffen. Ungefähr ein Drittel von ihnen überlebt das Ereignis nicht (Deutsche Herzstiftung e. V. 2021).

ERKENNEN

Starker, oft anfallartiger Brustschmerz, Gefühl der Brustenge, evtl. ausstrahlende Schmerzen in Hals und Unterkiefer, Schulter oder linken Arm. Atemnot, bläuliche Verfärbung der Haut durch Sauerstoffmangel, kalter Schweiß auf der Haut, Unruhe, Todesangst, evtl. niedriger Blutdruck, evtl. Bewusstlosigkeit. Bei Frauen häufiger auch Oberbauchbeschwerden mit Übelkeit und Erbrechen.

Wenn die Schmerzen weniger als ca. 15 Minuten lang andauern, handelt es sich wahrscheinlich um einen Angina pectoris-Anfall, bei dem in der Regel keine Herzmuskelzellen absterben. Bessern sich die Symptome nach der Gabe eines Nitratpräparates nicht, liegt wahrscheinlich ein Herzinfarkt vor. Außerhalb einer Klinik können diese beiden Krankheitsbilder nur schwer voneinander unterschieden werden. **In jedem Fall handelt es sich um einen Notfall**, bei dem ein Notruf erforderlich ist.

HANDELN

- Oberkörper hochlagern.
- Notruf.
- Einengende Kleidungsstücke öffnen oder entfernen, für frische Luft sorgen.
- Patienten beruhigen.
- Bewusstsein und Atmung kontrollieren.
- Gabe von Medikamenten:
  - Wenn der Patient bei Bewusstsein ist und die Brustschmerzen nicht auf eine Verletzung zurückzuführen sind, können ihm 150–300 mg ASS-Kautabletten verabreicht werden (Kontraindikationen: Allergie gegen Acetylsalicylsäure, bekannte Magen-Darm-Blutungen sowie schweres Asthma bronchiale).
  - Falls der Patient ein Nitratpräparat (Dosieraerosol oder Kapseln) zur Linderung der Beschwerden mit sich führt: Auf Wunsch Unterstützung bei der Medikamenteneinnahme anbieten.

Acetylsalicylsäure hat unter anderem einen blutverdünnenden Effekt und kann dadurch die Durchblutungssituation am Herzen verbessern. **Nitrate** erweitern die Herzkranzgefäße, senken den Blutdruck und entlasten dadurch das Herz.

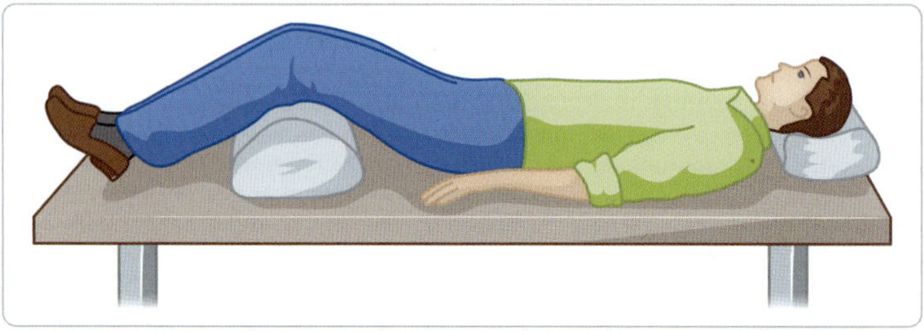

Lagerung mit angewinkelten Beinen zur Linderung von Schmerzen im Bauchbereich.

Die Blinddarm-Entzündung
Bei der Blinddarm-Entzündung handelt es sich in aller Regel nicht um eine Entzündung des Blinddarms, sondern des Wurmfortsatzes (Appendix), einem „Anhängsel" des Blinddarms. Hauptsymptome der Appendizitis sind starke Schmerzen im rechten Unterbauch, meist begleitet von Übelkeit, Erbrechen und Fieber. Oftmals wird der entzündete Wurmfortsatz operativ entfernt. Die Anwendung von Wärme, z. B. mit einer Wärmflasche, ist im Falle einer Wurmfortsatzentzündung nicht angebracht, da sie das Entzündungsgeschehen nur weiter „anfeuern" würde.

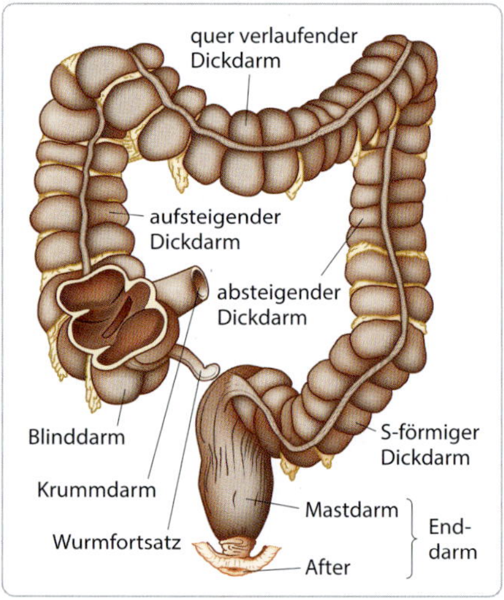

Abschnitte des Dickdarms mit Blinddarm und Wurmfortsatz.

4.4 Weitere akute Erkrankungen

Bauchschmerzen

WISSEN

Bauchschmerzen können unterschiedliche Ursachen haben. Blähungen, Verdauungsstörungen oder Regelbeschwerden kommen oft vor, sind aber kaum gefährlich. Koliken der Gallenblase, ein Darmverschluss oder innere Blutungen hingegen sind überaus bedrohliche Erkrankungen (akutes Abdomen). Manchmal können Bauchschmerzen auch auf Erkrankungen außerhalb des Bauchraumes hindeuten, wie z. B. beim Herzinfarkt, dessen Schmerzen bei Frauen häufig in den Bauchraum ausstrahlen.

ERKENNEN

Akuter, evtl. kolikartiger Schmerz im Bauch- oder Beckenbereich, Abwehrspannung der (harten) Bauchdecke, „Loslassschmerz" nach vorsichtigem Eindrücken der Bauchdecke, Schonhaltung, evtl. oberflächliche, schmerzhafte Atembewegungen mit Blaufärbung der Haut, evtl. Übelkeit und Erbrechen, evtl. Fieber, evtl. Schock.

HANDELN

- Flachlagerung mit Knierolle oder Seitenlagerung mit angewinkelten Beinen zur Entspannung der Bauchdecke.
- Wärmflasche anbieten.
- Bei bestehendem Brechreiz, Nierenschale oder Schüssel bereithalten.
- Evtl. Aufbewahrung von Erbrochenem oder Stuhl für weitere Untersuchungen.
- Der Patient sollte zunächst keine Getränke oder Nahrung zu sich nehmen, bevor nicht die Ursache der Schmerzen geklärt ist.
- Wärme erhalten.
- Atmung und Bewusstsein kontrollieren.

Wenn die Maßnahmen zur Bekämpfung von Bauchschmerzen nicht zum Erfolg führen und der Schmerz zunimmt, verständigen Sie den Hausarzt bzw. den ärztlichen Bereitschaftsdienst unter 116 117. Wenn Zeichen des Schocks oder Bewusstseinsstörungen hinzukommen, verständigen Sie den Notruf (112).

Um Krankheitserreger nicht unnötig durch Schmierinfektionen auf andere Personen zu verbreiten, beim Kontakt mit Durchfall oder Erbrochenem Einmal-Handschuhe tragen!

Ursachen des Erbrechens

Beobachtungen beim Erbrechen	Mögliche Ursachen
plötzlich ohne vorherige Anzeichen	Vergiftung, Hirnschäden
direkt nach den Mahlzeiten	Magenschleimhautentzündung, Unverträglichkeit bestimmter Nahrungsmittel
am Morgen, nüchtern	(Früh-)Schwangerschaft
direkt nach Arzneimitteleinnahme	Unverträglichkeit
schleimig, evtl. grünlich gallig	keine Nahrung im Magen
rötliche, bräunliche oder schwarze Farbe	frisches oder verdautes Blut, z. B. durch Blutung im Magen, Magengeschwür, Tumor o. Ä.
Kot-Erbrechen	Darmverschluss
nach einer Operation	Nebenwirkung der Anästhesie
nach einem Unfall	Schädel-Hirn-Trauma
Begleiterscheinung: krampfartige Schmerzen	Infektion des Magen-Darm-Traktes

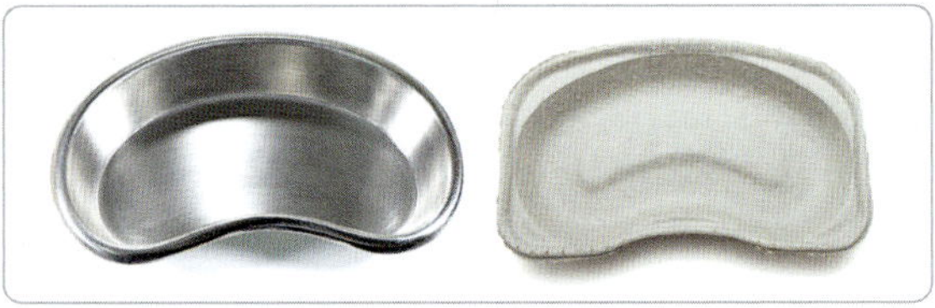

Als Auffangbehälter zum Erbrechen eignen sich Nierenschalen aus Metall (Mehrweg) und Pappe (Einweg) oder Schüsseln.

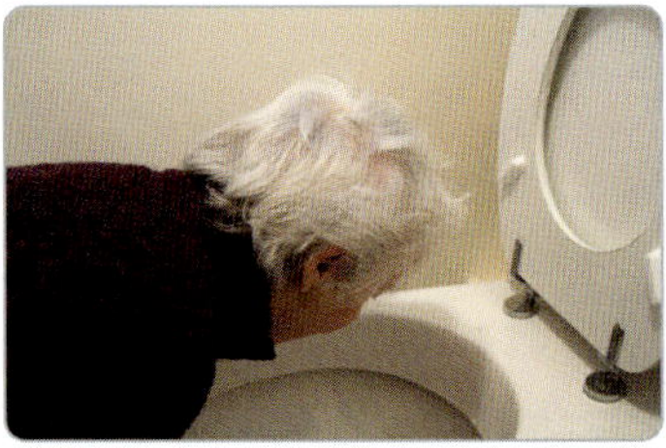

Betroffene empfinden das Erbrechen meist als ekelig und entwürdigend. Betreuen Sie sie besonders einfühlsam.

Durchfall, Erbrechen

WISSEN

Oftmals sind es Infektionen des Magen-Darm-Trakts, die Übelkeit, Durchfall oder Erbrechen auslösen. Es kommen aber auch andere Ursachen, insbesondere für das Erbrechen, infrage: Lebensmittelvergiftungen, Reizungen der Magenschleimhaut, Nebenwirkungen von Medikamenten, Entzündungen von Gallenblase oder Bauchspeicheldrüse, Sonnenstich, Herzinfarkt, Drehschwindel oder (Früh-)Schwangerschaft. Stets besteht die Gefahr eines hohen Flüssigkeitsverlustes. Insbesondere bei Kindern kann deshalb schon nach wenigen Stunden ein Schockgeschehen (siehe S. 37) einsetzen.

Als Getränke zum Flüssigkeitsersatz eignen sich darmberuhigende Getränke, z. B. Fenchel- oder Kamillentee. Zum Elektrolytersatz sind Gemüsebrühe und/oder Salzstangen möglich. Die Getränke sollten nicht eiskalt oder heiß sein. Wenn ein Kind nichts trinken möchte, kann auch das Lieblingsgetränk gegeben werden. Limonaden sind allerdings eher ungeeignet.

ERKENNEN

Betroffene klagen über Durchfall oder Erbrechen. Je nach Ursache treten Durchfall und Erbrechen evtl. einmalig oder wiederholend auf.

HANDELN

Bei Durchfall:

- Patienten beruhigen und beobachten (Allgemeinzustand, Bewusstsein, Atmung).
- Bequeme Lagerung ermöglichen.
- Zum Ausgleich des Flüssigkeitsverlustes Getränke anbieten.
- Auf Wunsch den Patienten bei der Reinigung der Analregion unterstützen.

Bei Erbrechen:

- Patienten beruhigen und beobachten (Allgemeinzustand, Bewusstsein, Atmung).
- Bequeme Lagerung ermöglichen.
- Auffangbehälter anbieten (Nierenschale, Schüssel).
- Falls vorhanden: Zahnprothese entfernen, damit sie beim Erbrechen nicht aus dem Mund fällt und beschädigt wird.
- Während des Erbrechens evtl. Stirn des Patienten stützen, Mund über den Auffangbehälter halten.
- Nach dem Erbrechen Behälter entleeren oder wechseln, Gesicht und Hände mit Tüchern abwischen oder waschen bzw. dabei behilflich sein, Mund ausspülen (lassen).
- Zum Ausgleich des Flüssigkeitsverlustes Getränke anbieten.

Wenn Stuhl oder Erbrochenes Blutbeimengungen enthalten, sollte ein Arzt gerufen oder der Rettungsdienst verständigt werden.

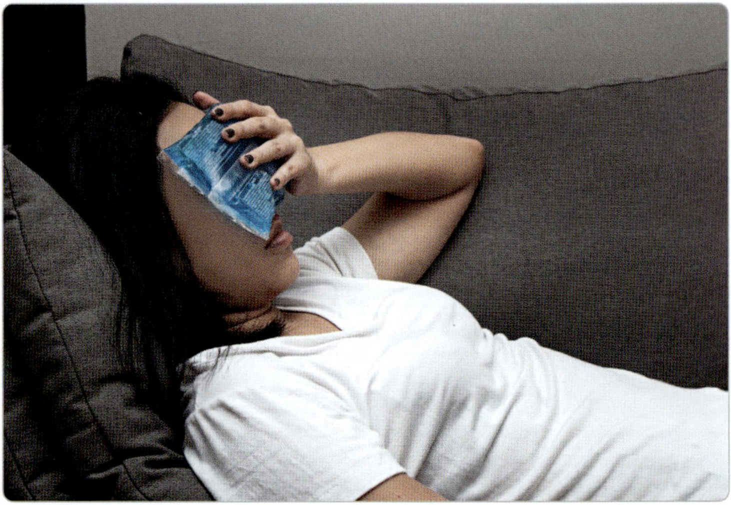

Kühlung wird bei Kopfschmerzen oft als angenehm empfunden.

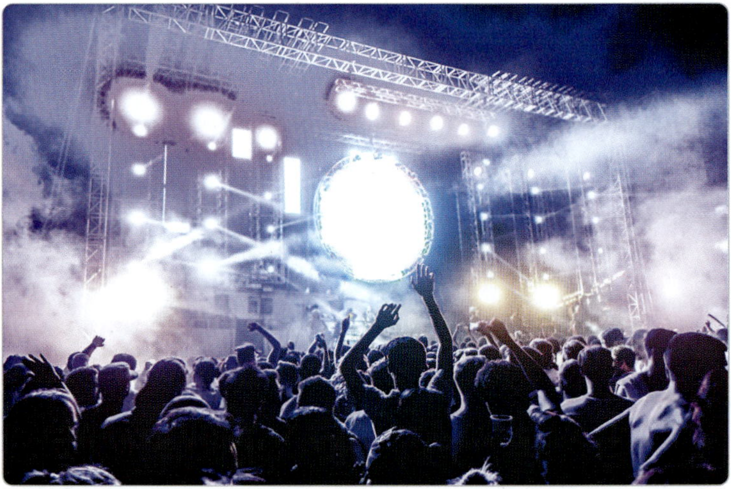

Nichts für Migräne-Patienten: Laute Umgebung und intensive, wechselnde Lichtreize.

Kopfschmerzen, Migräne

WISSEN

Kopfschmerzen sind eine Begleiterscheinung zahlreicher Krankheiten. In Form der Migräne sind sie hingegen die Krankheit selbst. Kopfschmerzen treten auf im Zusammenhang mit Infektionen und Fieber, Hormonschwankungen, bei Wirbelsäulenverletzungen, Schlaganfällen und Entzündungen der Hirnhaut. Auch der (übermäßige) Konsum von Alkohol und Drogen sowie die Einnahme von Arzneimitteln und das Einatmen von Rauchgasen (z. B. nach einem Brand) können ursächlich sein. Die Intensität kann von leichten, gelegentlich auftretenden Kopfschmerzen bis hin zu arbeitsunfähig machenden Migräne-Kopfschmerzen reichen.

Die Migräne als schwerste Form des Kopfschmerzes zeigt sich anders als gewöhnliche Kopfschmerzen. Plötzlich setzen heftigste Schmerzen auf nur einer Kopfseite ein, oft begleitet von weiteren Beschwerden. Die Migräne schränkt den Alltag der Betroffenen stark ein. Möglicherweise spielen Entzündungen an den Blutgefäßen des Gehirns eine Rolle bei der Entstehung. Stress und Anspannung können die Schmerzen verstärken oder ihr Auftreten erst in Gang setzen.

ERKENNEN

Betroffene klagen über drückende, stechende, klopfende, gleichmäßige oder in Intervallen auftretende Schmerzen im gesamten Kopf oder in Teilbereichen des Kopfes. Die Dauer des Schmerzes ist individuell verschieden und bei manchen Betroffenen zeitweilig von Übelkeit oder Erbrechen begleitet (siehe S. 71). Besonders Migränepatienten sind überaus licht- und geräuschempfindlich. Sie erkennen einen bevorstehenden Migräneanfall oft selbstständig und frühzeitig, z. B. durch vorausgehende Sehstörungen oder Schwindelgefühle.

HANDELN

- Ermöglichen Sie dem Betroffenen eine für ihn angenehme Umgebung und Lagerung.
- Lärm und helles Licht vermeiden.
- Für frische Luft sorgen.
- Kühle Kompressen auf der Stirn werden meist als angenehm empfunden. Auch das Betupfen der Schläfen mit Pfefferminzöl hilft vielen Betroffenen.
- Bei Bedarf Unterstützung bei der Einnahme von patienteneigenen Medikamenten. Viele Migränepatienten tragen ein Notfallmedikament bei sich oder wissen aus Erfahrung, was ihnen in dieser Situation gut tut.

> In Deutschland leiden etwas 5 % aller Kinder und etwa 10–15 % aller Erwachsenen unter wiederkehrenden Migräne-Anfällen (BURDEN 2020).

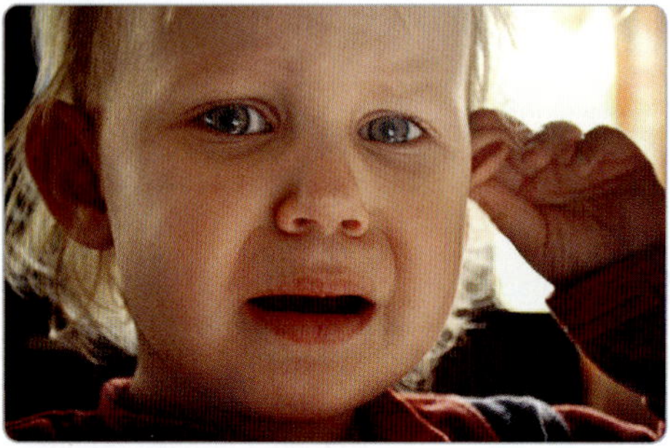

Entzündungen des Trommelfells und Eiteransammlungen im Mittelohr sind häufige Ursachen für Ohrenschmerzen.

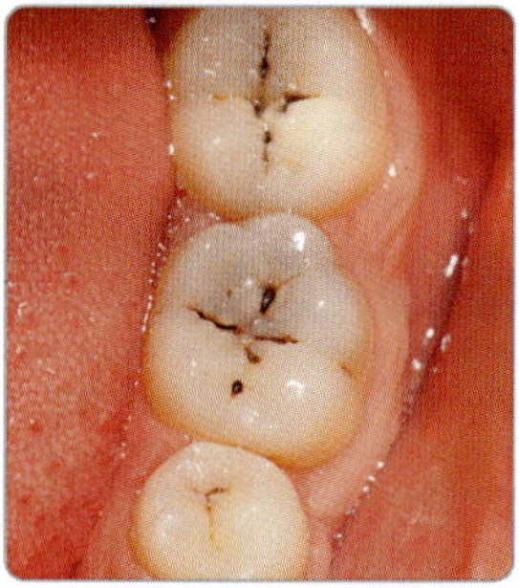

Karies in den Furchen der Kaufläche von Backenzähnen (Fissurenkaries).

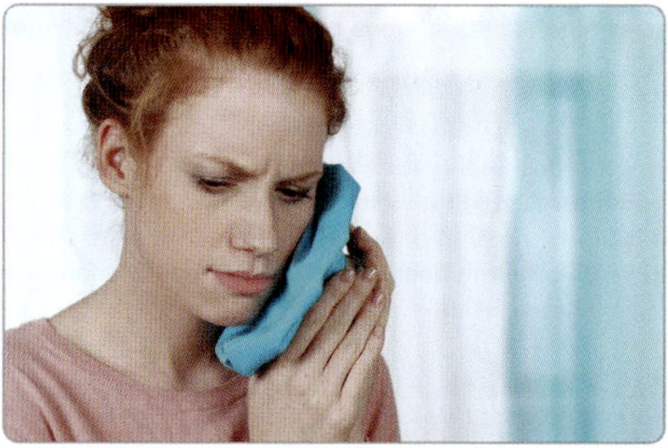

Kühlung kann Linderung bei Zahnschmerzen verschaffen.

Kleinkinder können Schmerzen oftmals nicht genau beschreiben bzw. lokalisieren und zeigen auf Nachfrage z. B. auf ihren Bauch, obwohl sie Schmerzen im Ohr haben.

Ohrenschmerzen und Zahnschmerzen

WISSEN

Manchmal entstehen Ohrenschmerzen durch ausstrahlende Zahnschmerzen oder Fremdkörper im Gehörgang. In den meisten Fällen aber treten Ohrenschmerzen bei (Klein-)Kindern als **Symptom einer Mittelohrentzündung** auf. Diese heilt meist in wenigen Tagen von selbst ab. Komplikationen sind die Ausnahme.

Zahnschmerzen werden oft durch Karies oder eine entzündete Zahnwurzel verursacht. Heiße oder kalte Speisen verstärken den Schmerz. Kinder mit Ohren- oder Zahnschmerzen können nachts wegen der Schmerzen oft nicht schlafen und weinen viel.

ERKENNEN

Ohrenschmerzen:
Starke Ohrenschmerzen, Hörstörungen, da sich Flüssigkeit im Mittelohr angesammelt hat. Evtl. Fieber. Betroffene Kinder machen einen sehr kranken Eindruck, fassen sich manchmal an die Ohren oder schütteln den Kopf.

Zahnschmerzen:
Bei Kindern sind sie oft mit vermehrtem Speichelfluss verbunden. Beim sog. „Zahnen“ stecken sie außerdem oft die Hand in den Mund.

HANDELN

Ohrenschmerzen:

- Betroffene (Kinder) möglichst lückenlos betreuen.
- Evtl. Gabe abschwellender Nasentropfen zur Verbesserung der Belüftung des Mittelohres.
- Evtl. Gabe schmerzstillender und fiebersenkender Medikamente.
- Auflegen von Zwiebelsäckchen auf das Außenohr zur Schmerzreduktion.
- Ggf. Wadenwickel zur Fiebersenkung.
- Halten die Schmerzen länger als drei Tage an, sollte der Hausarzt/Kinderarzt aufgesucht werden.

Zahnschmerzen:

- Ursächlich können Zahnschmerzen nur durch eine Behandlung beim Zahnarzt beseitigt werden.
- Lindernd wirkt die sanfte Kühlung der betroffenen Stelle von außen mit einer kalten Kompresse.
- Evtl. Gabe schmerzstillender Medikamente.
- Auch das Kauen von Gewürznelken oder das Einreiben des Zahnfleisches mit Nelkenöl wird von vielen Betroffenen als lindernd empfunden.
- Alkohol und Nikotin sowie heiße und kalte Getränke können die Schmerzen verstärken und sollten deshalb gemieden werden.

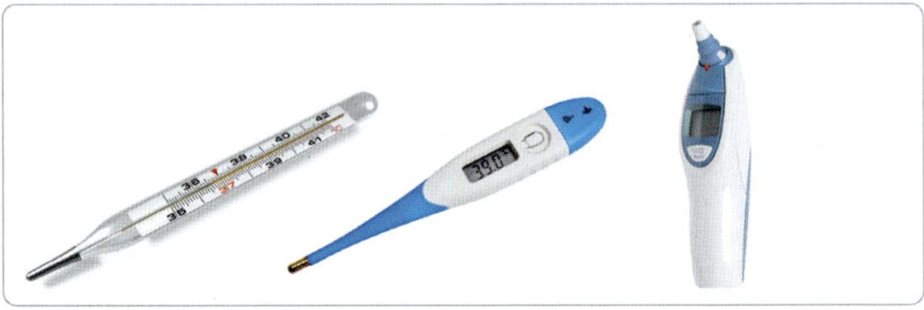

Am zuverlässigsten ist die Temperaturmessung mit einem digitalen Fieberthermometer rektal.

Messergebnisse	
36,5–37,5 °C	normale Körpertemperatur
>37,5–38 °C	erhöhte Temperatur
>38–39 °C	Fieber
>39 °C	hohes Fieber

Wadenwickel zur Senkung von Fieber

Materialien:
- Fieberthermometer
- Uhr
- Bettschutzauflage zum Schutz vor Nässe
- Schüssel mit Wasser (Zimmertemperatur)
- zwei Baumwoll- oder Leinentücher
- zwei etwas größere Frottiertücher
- evtl. Socken

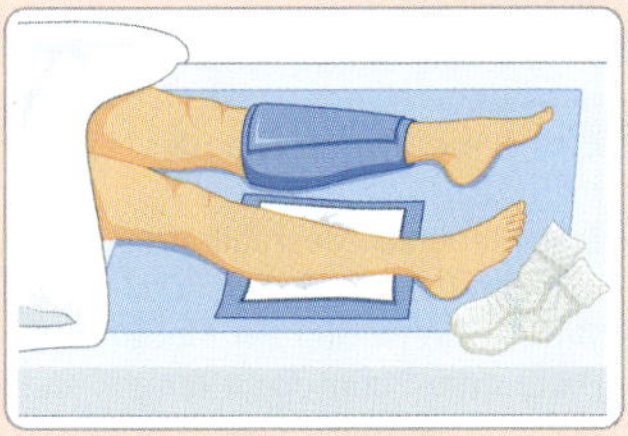

Anwendung von Wadenwickel

Durchführung:
- Körpertemperatur und Pulswerte ermitteln.
- Bettdecke bis zu den Knien hochschlagen.
- Bettschutzauflage im Unterschenkelbereich auslegen.
- Leinentücher in das kühle Wasser halten und auswringen.
- Leinentücher feucht (nicht nass) um die Unterschenkel wickeln.
- Frottiertücher locker darüberschlagen.
- Evtl. Socken anziehen, Füße müssen warm sein.
- Wadenwickel nach jeweils ca. 10 Minuten drei- bis viermal erneuern.
- Patienten während der Anwendung beobachten (Hautfarbe, Puls).
- 30 Minuten nach Ende der Anwendung erneut Temperatur messen.
- Die Temperatur sollte bei einer Anwendung um maximal 1 °C gesenkt werden.
- Eine höhere Absenkung belastet den Kreislauf zu sehr.
- Bei stabiler Kreislauffunktion (Puls kontrollieren) kann die Anwendung im Laufe des Tages wiederholt werden.

Fieber

WISSEN

Fieber ist genau genommen keine Erkrankung an sich, sondern nur die Folge einer ihm zugrundeliegenden Ursache. Das Regulierungssystem für die Körpertemperatur erhöht den Soll-Wert, um die Abwehrreaktionen im Körper zu beschleunigen. **Mit der „Fieber-Strategie" bekämpft das Immunsystem Infektionen**.

> Fieber ist einer der häufigsten Gründe dafür, dass (Klein-)Kinder von ihren Eltern in Arztpraxen oder Notfallambulanzen gebracht werden. Fast alle diese Kinder haben jedoch eine Virusinfektion, die von allein in wenigen Tagen abklingt.

ERKENNEN

Während des Fieberanstiegs: Erhöhter Puls, zittern, evtl. Schüttelfrost.

Während der Fieberhöhe: Krankheitsgefühl mit Kopf- und Gliederschmerzen, Müdigkeit, Schwäche, trockene, heiße, gerötete Haut.

Während des Fieberabfalls: Schwitzen, Schwäche, Haut weniger heiß als zuvor.

HANDELN

- Bettruhe.
- Zu regelmäßigem und reichlichem Trinken auffordern.
- Fortwährende Kontrolle von Temperatur, Bewusstsein und Atmung.

Die folgenden Maßnahmen sollten stets mit dem Patienten abgesprochen werden, denn er spürt selbst am besten, was ihm zum jeweiligen Zeitpunkt hilft:

Während des Fieberanstiegs: Zudecken, Wärmflasche anbieten.

Während der Fieberhöhe:
- Wärmespender entfernen.
- leichte, fettarme Kost anbieten.
- Lauwarme Abwaschungen. Bei >39 °C Wadenwickel anbieten.
- Auch eine Behandlung mit fiebersenkenden Arzneimitteln kann sinnvoll sein, wenn die Temperatur >39 °C liegt. Sinkt das Fieber danach nicht innerhalb von ca. 4 Stunden, sollte ärztlicher Rat hinzugezogen werden.

Während des Fieberabfalls:
- Kohlenhydratreiche Kost anbieten.
- (Bett-)Wäschewechsel anbieten.

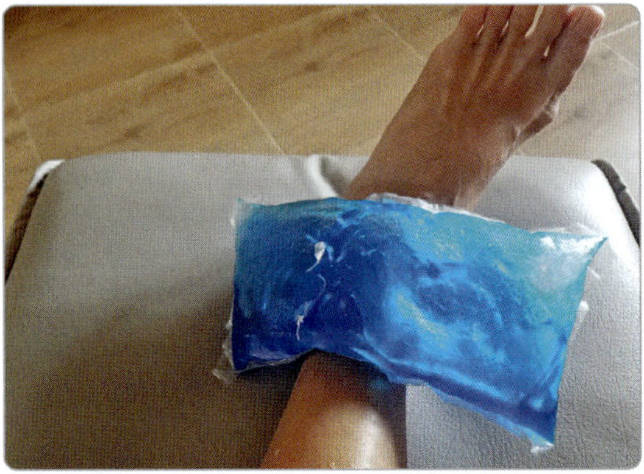

1. Kühlung des Fußgelenks mit Kompresse.

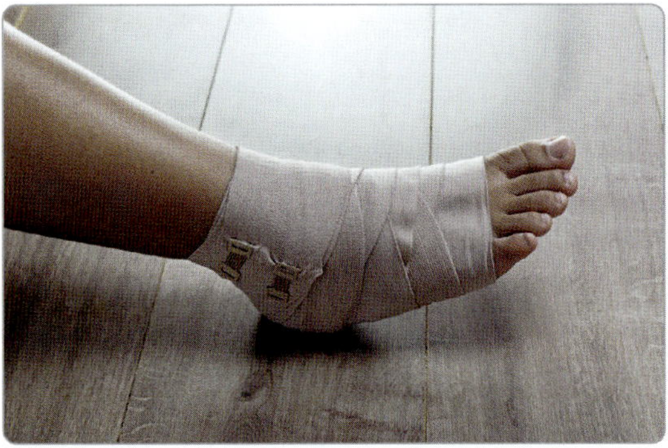

2. Anlegen eines elastischen Verbandes am Fußgelenk.

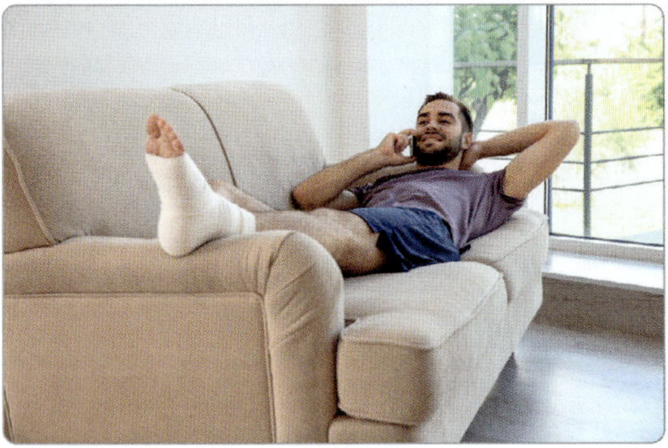

3. Das Fußgelenk hochlagern.

4.5 Verletzungen des Bewegungsapparates

Zerrung, Verstauchung, Verrenkung

WISSEN

In der Nähe von Knochen und Gelenken befinden sich stets auch **Muskeln, Sehnen und Bänder**. Muskeln sorgen für die Ausübung einer Gelenkbewegung. Sehnen übertragen als Verbindungsglied zwischen Muskeln und Knochen die Muskelkraft auf den Knochen. Aufgabe der Bänder ist es, die Beweglichkeit von Gelenken zu begrenzen. Durch zu starke Bewegungen, häufig beim Sport, können Muskeln, Sehen und Bänder überdehnt werden oder gar reißen. Bei einer Muskelzerrung wird der Muskel überdehnt. Es kann auch zu kleinen Einrissen in Muskelfasern kommen. Oft ist der Übergang vom Muskel zur Sehne betroffen. Der Begriff der Verstauchung beschreibt die Verletzung eines Bandes oder einer Gelenkkapsel. Bei einer Verrenkung kehrt das Gelenk nach dem gewaltsamen Überschreiten seiner Bewegungsgrenze nicht in die Normalstellung zurück.

ERKENNEN

Schmerzen im betroffenen Gelenkbereich, Berührungsempfindlichkeit, Schwellung, Bluterguss, Bewegungseinschränkung oder abnorme Beweglichkeit (bei der Verrenkung).

HANDELN

- Das Behandlungsprinzip folgt den Anfangsbuchstaben des Wortes „PECH“:
  Pause: Weitere Belastungen der Extremität vermeiden.
  Eis: Das Gelenk mit kalten Kompressen oder Umschlägen kühlen. Schwellungen und Schmerzen wird so entgegengewirkt.
  Compression: Ein straff angelegter, elastischer Verband um die kühlende Kompresse stabilisiert das Gelenk.
  Hochlagern: Reduziert Blutergüsse und Schwellungen.
- Bei Verdacht auf ein Schockgeschehen aufgrund starker Schmerzen (siehe S. 37): Schocklagerung und Notruf.

Für den Ersthelfer ist eine Unterscheidung zwischen Zerrung, Verstauchung und Verrenkung oftmals nicht möglich. Die Maßnahmen im Rahmen der Ersten Hilfe sind jedoch die gleichen.

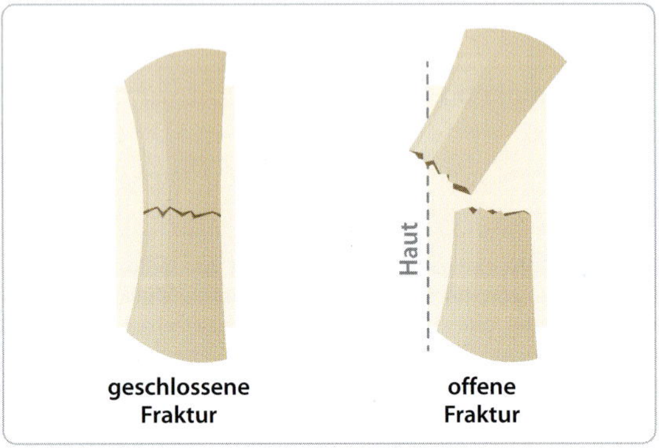

Geschlossene und offene Fraktur

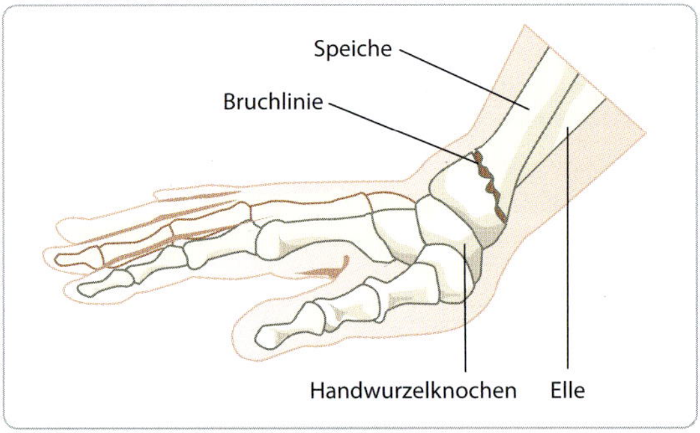

Geschlossener Bruch der Speiche (Radiusfraktur)

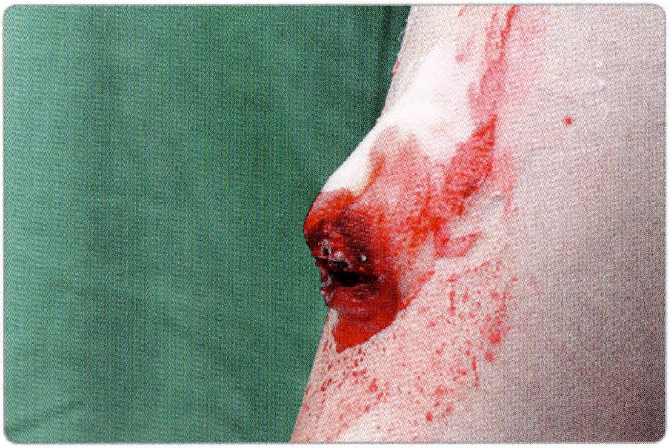

Offene Fraktur

Knochenbruch

WISSEN

Frakturen können in geschlossene und offene Knochenbrüche (Frakturen) unterschieden werden. **Bei der geschlossenen Fraktur ist die umliegende Haut intakt. Bei offenen Frakturen besteht eine Wunde** in unmittelbarer Nähe der Fraktur oder es hat ein Knochenbestandteil die Haut durchspießt. Bei offenen Wunden besteht eine hohe **Infektionsgefahr**. Das Eindringen von Krankheitserregern in das Knocheninnere kann erhebliche Komplikationen zur Folge haben.

ERKENNEN

Unsichere Frakturzeichen: Schwellung, Bluterguss, Schmerzen, Funktionseinschränkung.

Sichere Frakturzeichen: Fehlstellung der Extremität, abnorme Beweglichkeit, hör- oder fühlbares Aneinanderreiben der Knochen, sichtbare Knochenteile, die aus einer Wunde ragen.

Obwohl das Knochengewebe nicht über Schmerzrezeptoren verfügt, sind Knochenbrüche ein schmerzhaftes Ereignis. Hierfür sind sog. Nozirezeptoren in der Knochenhaut verantwortlich, die Informationen über Gewebeschäden registrieren und weiterleiten. Außerdem führen Einblutungen in das umliegende Gewebe zu Gewebespannung und Schmerz.

HANDELN

- Betroffene Extremität nicht bewegen oder belasten.
- Bei einer offenen Fraktur die Wunde mit steriler Wundauflage bedecken, Wundbereich abpolstern und mit einer Binde vorsichtig fixieren.
- Notruf.
- Patienten beruhigen und Wärme erhalten.
- Bewusstsein und Atmung kontrollieren.
- Evtl. Schocklagerung (wegen starker Schmerzen oder hohem Blutverlust).
- Der Patient sollte weder rauchen noch essen oder trinken, da möglicherweise eine Narkose (zwecks Operation) bevorsteht.

Bei einem Knochenbruch werden meist auch Blutgefäße verletzt. Auch wenn keine äußerlich sichtbare, blutende Wunde vorliegt, kann eine innere Blutung zu erheblichen Blutverlusten führen. Deshalb muss stets die Gefahr der Entwicklung eines Volumenmangelschocks (siehe S. 37) im Blick behalten werden.

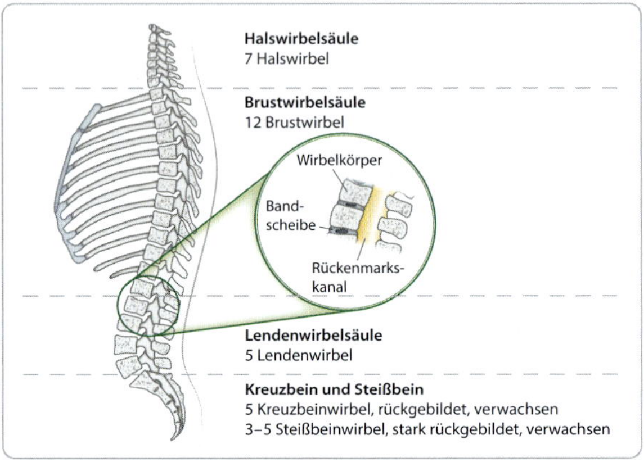

Aufbau der Wirbelsäule

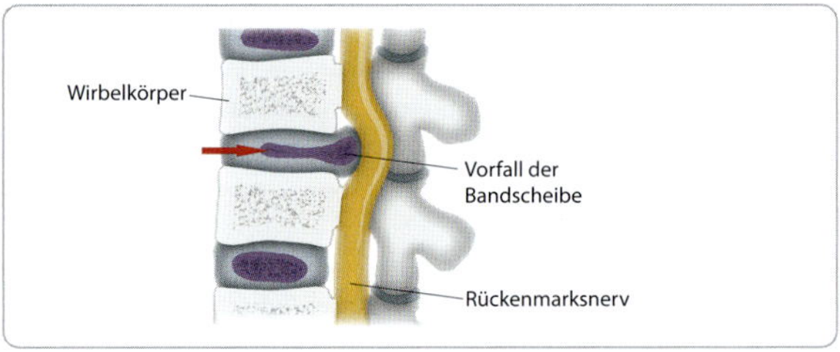

Bandscheiben-vorfall

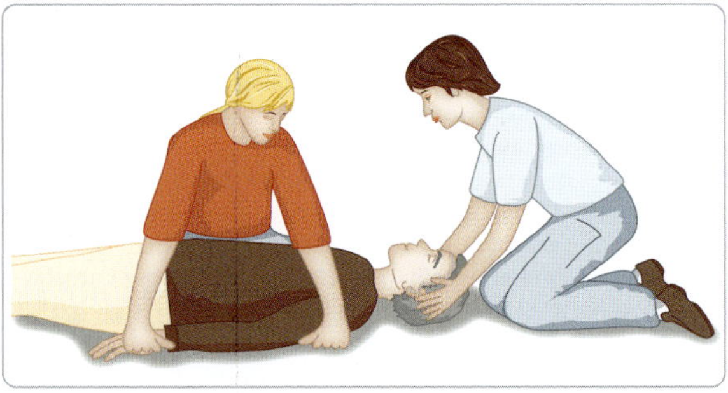

Auch bei Verdacht auf eine Wirbelsäulenverletzung muss ein Bewusstloser in die stabile Seitenlage gebracht werden. In einem solchen Fall kniet ein zweiter Helfer hinter dem Kopf des Patienten und hält diesen im Bereich der Ohren in Neutralstellung (Kopf, Nacken und Wirbelsäule in einer geraden Linie). Während der Drehung führt er den Kopf vorsichtig mit, so dass dieser auch während der Bewegung in Neutralstellung verbleibt.

Wirbelsäulenverletzung

WISSEN

Die Wirbelsäule ermöglicht dem Menschen die aufrechte Haltung. Durch ihre S-förmige Krümmung ist sie besonders flexibel und kann stark belastet werden. Zwischen den einzelnen knöchernen Wirbelkörpern liegen elastische Bandscheiben, die Stöße abfangen. Im Rückenmarkskanal verläuft der empfindliche Rückenmarknerv. Dessen Nervenfasern verbinden das Gehirn mit allen Bereichen des Körpers. Eine zeitweilige Schädigung kann auftreten, wenn das Rückenmark oder abzweigende Nervenstränge durch einen Bandscheibenvorfall oder Knochenfragmente (z. B. bei Wirbelkörperbrüchen) gereizt oder eingeklemmt werden. Wird jedoch z. B. durch Autounfälle, Sportunfälle oder Stürze aus großer Höhe das Rückenmark geschädigt bzw. durchtrennt, kann dies einen völligen und dauerhaften Gefühls- und Kontrollverlust unterhalb des Verletzungsbereichs zur Folge haben (Querschnittlähmung).

ERKENNEN

Schmerzen im Nacken- oder Rückenbereich, meist infolge vorheriger Gewalteinwirkung, evtl. erkennbare Verdrehung/Unregelmäßigkeit der Wirbelsäule, Schwellungen, Hämatome („blaue Flecken"), Druck- und Berührungsschmerz. Typisch für eine Schädigung des Rückenmarks: Bewegungseinschränkung bzw. -unfähigkeit und/oder Gefühlsstörungen in den Extremitäten („Meine Beine fühlen sich so schwer an."; „Es kribbelt im linken Arm."). Unbemerkter Urin- oder Stuhlabgang, evtl. Atemstörungen.

HANDELN

- Patienten beruhigen.
- Patienten nicht bewegen! Aber: Bei bewusstlosen Personen stabile Seitenlage.
- Notruf.
- Bewusstsein und Atmung kontrollieren.

Bei Verdacht auf eine **Halswirbelsäulenverletzung:** Wenn der Patient ansprechbar ist, soll er seinen Hals selbstständig in stabiler Position halten. Wenn er bewusstlos ist: Immobilisieren Sie den Kopf des Verletzen in Rückenlage. Halten Sie den Kopf zwischen Ihren Händen, indem Sie ihn mit dem Daumen über den Ohren und mit den übrigen Fingern unter dem Ohr fixieren.

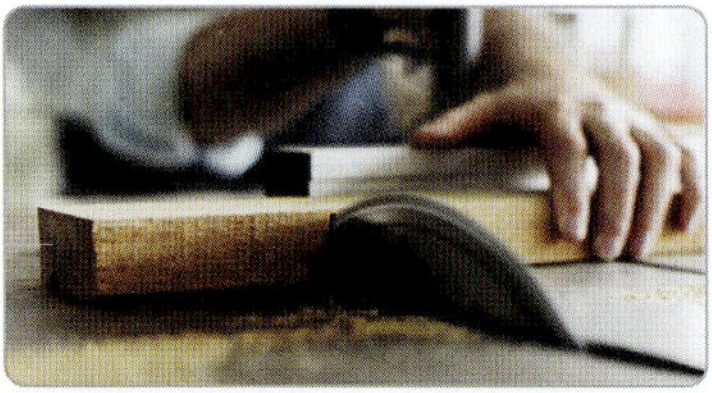

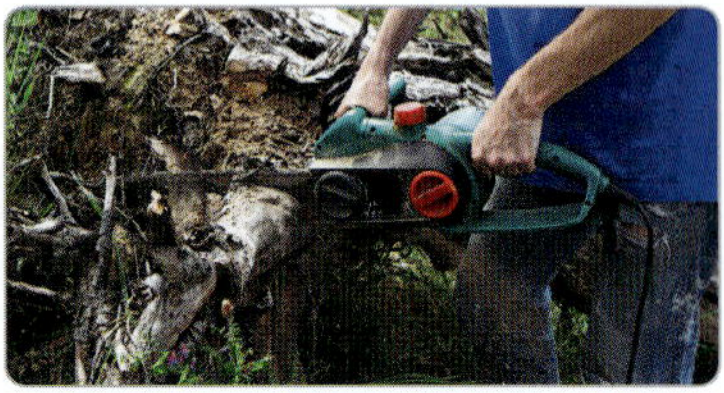

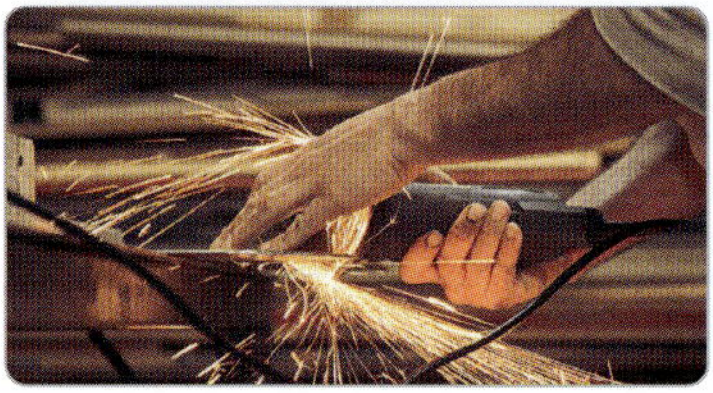

Handwerkliche Tätigkeiten sind mit einem hohen Verletzungsrisiko verbunden, insbesondere dann, wenn Arbeitsschutzmaßnahmen nicht eingehalten werden.

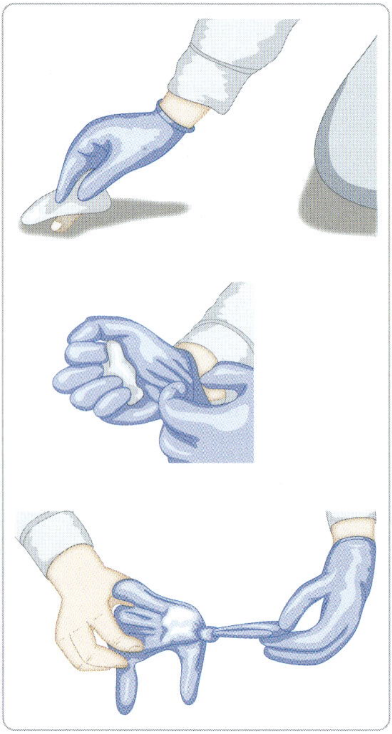

Amputatversorgung

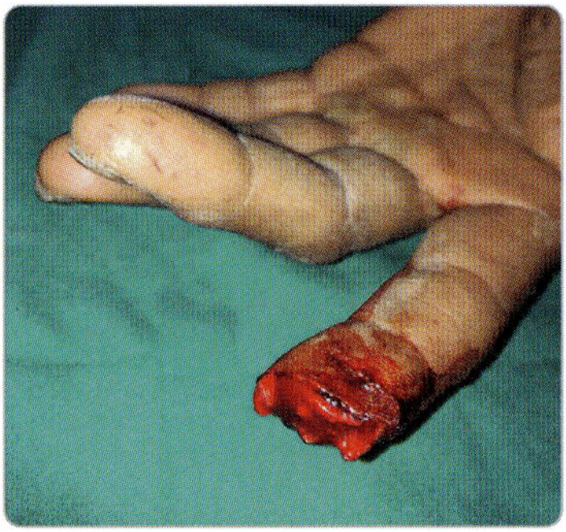

Amputationsverletzung des linken Zeigefingers.

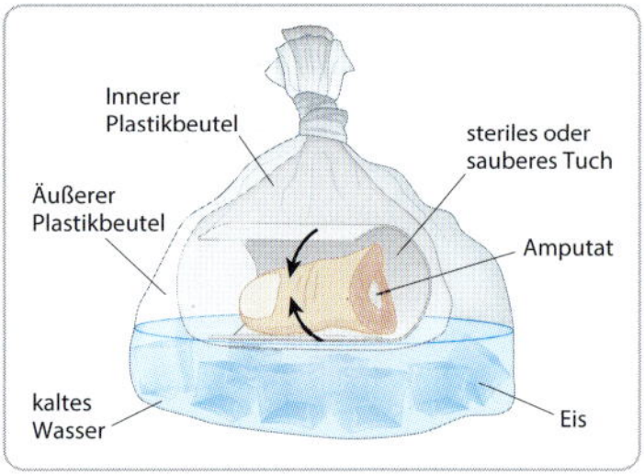

Alternative Vorgehensweise zur Versorgung eines amputierten Fingers.

4.6 Blutungen und Wunden

Amputationsverletzung

WISSEN

Eine Amputationsverletzung blutet in den ersten Minuten nach dem Ereignis oft nur wenig. Dies liegt an einer reflektorischen Verengung der Blutgefäße im Wundgebiet. Diese Reaktion lässt aber nach und es setzt eine massive Blutung ein. Wichtig ist der richtige Umgang mit dem Amputat, da die Wiederherstellungschirurgie vielfach in der Lage ist, ein amputiertes Körperteil zu replantieren.

ERKENNEN

Amputationswunde, evtl. bereits stark blutend, Schmerzen, blasse Haut, Schockzeichen.

HANDELN

- Patienten beruhigen.
- Notruf.
- Einmalhandschuhe anziehen.

Wundversorgung

- Nach Möglichkeit Druckverband anlegen. Andernfalls Wunde mit sterilen Wundauflagen oder keimarmen Tuch bedecken und manuell gegen den Stumpf drücken. Für die Wunde gilt in diesem Fall: Blutstillung ist wichtiger als Keimfreiheit!
- Bewusstsein und Atmung kontrollieren.
- Schocklagerung (siehe S. 37).

Sicherung und Versorgung des Amputats

- Für das Amputat gilt die Regel: Steril – Trocken – Kühl. Benötigt werden: Sterile Wundauflage, Einmalhandschuhe, Kühlkompresse.
- Amputat mit einer sterilen Wundauflage greifen und bedecken.
- Handschuh auf links ziehen und so das darin befindliche Amputat umschließen.
- Handschuh mit einem Knoten verschließen.
- Das Amputat im Handschuh von außen mit einer Kühlkompresse kühlen.
- Alternative Vorgehensweise: Amputat mit einem sterilen oder keimarmen Tuch umwickeln, in einen Plastikbeutel geben und dicht verschließen. Kaltes Wasser (wenn möglich mit Eis oder Gefrorenem) in einen zweiten Beutel geben. Den ersten Plastikbeutel mit dem darin enthaltenen Amputat in den zweiten geben. Folienbeutel sind Bestandteil von Betriebsverbandkästen nach DIN 13 157.

Ein Amputat sollte durch den Helfer nicht gereinigt werden, sondern unverzüglich an das Rettungsdienstpersonal übergeben werden. Der direkte Kontakt des Amputats mit Kältekompressen oder Eis ist zu vermeiden. Sollte kein Kühlmedium zur Verfügung stehen, kann das Amputat auch in ein keimarmes Tuch gelegt und vorübergehend kühl gelagert werden (z. B. im Kühlschrank). Nicht einfrieren!

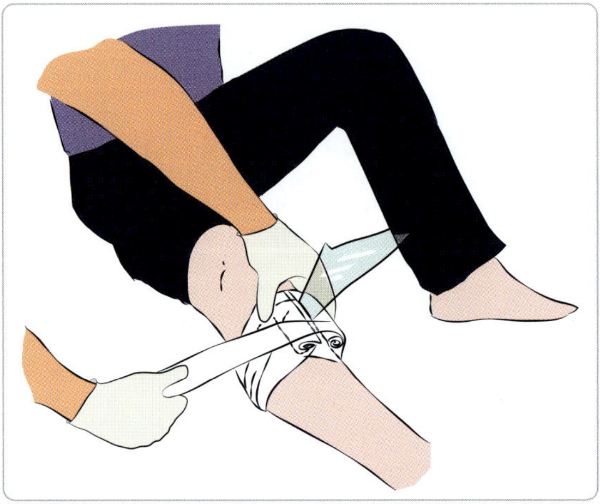

Große Fremdkörper in Wunden werden umpolstert und fixiert.

Fremdkörper im Auge: Tränende, gerötete Augen, Schmerzen, verschwommenes Sehen oder verkrampft verschlossene Augenlider sind Zeichen eines Fremdkörpers im Auge. Der Betroffene sollte nicht das Auge reiben, um Verletzungen der Hornhaut zu vermeiden. Ziehen Sie die Augenlider mit Daumen und Zeigefinger vorsichtig auseinander. Fordern sie dazu auf, nach oben und unten, links und rechts zu schauen. Inspizieren Sie dabei Augapfel und Augenlider.

Fremdkörper unter dem Oberlid: Oberlid sanft über die Wimpern des Unterlids ziehen. Augen wieder öffnen. Meist bleibt der Fremdkörper dann in den Wimpern des Unterlids hängen. Führt diese Maßnahme nicht zum Erfolg oder befindet sich der **Fremdkörper unter dem Unterlid:** Auge vorsichtig mit lauwarmem Wasser in Richtung des inneren Augenwinkels spülen. Dabei das betroffene Lid sanft nach oben bzw. unten ziehen.

Gelingt die Entfernung des Fremdkörpers auf diese Weise nicht, oder sitzt der Fremdkörper im Augapfel fest, verbinden Sie beide (!) Augen des Patienten und bringen ihn zum Augenarzt.

Fremdkörper in Wunde, Nase, Ohr und Auge

WISSEN

Soll man Fremdkörper aus einer Wunde entfernen oder nicht? Im Rahmen der Ersten Hilfe gilt: Kleine, äußerlich sichtbare Fremdkörper, z. B. Glassplitter, kleine Steinchen, können aus den Wunden entfernt werden, denn sie stellen eine Infektionsgefahr dar. Zum Entfernen eignet sich eine Pinzette. Beim Entfernen größerer oder festsitzender Fremdkörper kann Gewebe verletzt und die Blutung verstärkt werden. Deshalb sollten sie in der Wunde verbleiben und vom Fachpersonal entfernt werden.

ERKENNEN

Wunde mit losem oder festsitzendem Fremdkörper, Blutung, Schmerzen, blasse Haut, evtl. Anzeichen eines Schocks.

HANDELN

- Patienten nach Wunsch lagern.
- Bei Bedarf Schocklagerung.
- Einmalhandschuhe anziehen, Patienten beruhigen.

Kleine Fremdkörper

- Mit einer Pinzette kleine, lose Fremdkörper aus der Wunde entfernen.
- Wunde verbinden: Sterile Wundauflage auflegen und mit einer Mullbinde locker fixieren.
- Alternativ die Wundauflage mit Heftpflaster im Rahmenverband (siehe S. 98) fixieren.

Größere Fremdkörper

- Diese werden mit Wundauflagen oder Mullbinden umpolstert und mit einer Mullbinde locker fixiert. Im Bereich des Rumpfes eignet sich Heftpflaster als Fixiermaterial.
- Notruf.
- Bewusstsein und Atmung kontrollieren.

Fremdkörper in Nase oder Ohr: Fremdkörper in der Nase können ggf. ausgeschnaubt werden, indem man das freie Nasenloch zuhält und stoßweise kräftig ausatmet. Fremdkörper in Nase und Ohr nicht mit Pinzetten o. ä. entfernen. Die Gefahr weiterer Verletzungen an Schleimhäuten und Trommelfell ist zu groß. Besser ist es, einen Hals-Nasen-Ohren-Arzt aufzusuchen.

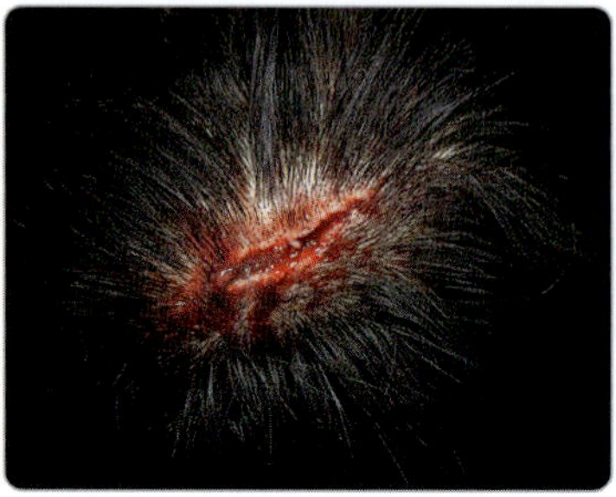

Sichtbar blutende Kopfplatzwunde.

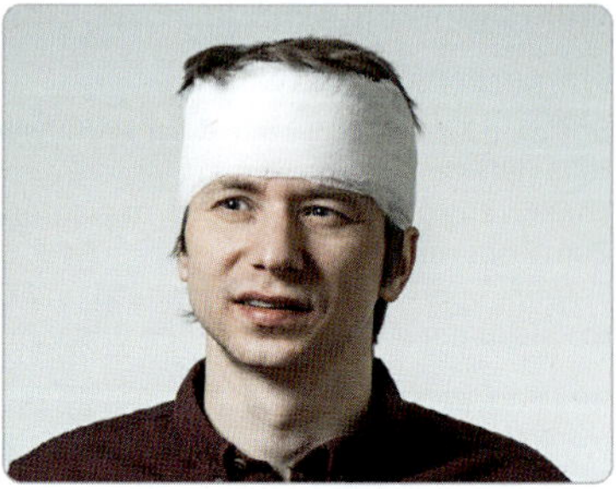

Fachgerechte Versorgung einer Kopfplatzwunde.

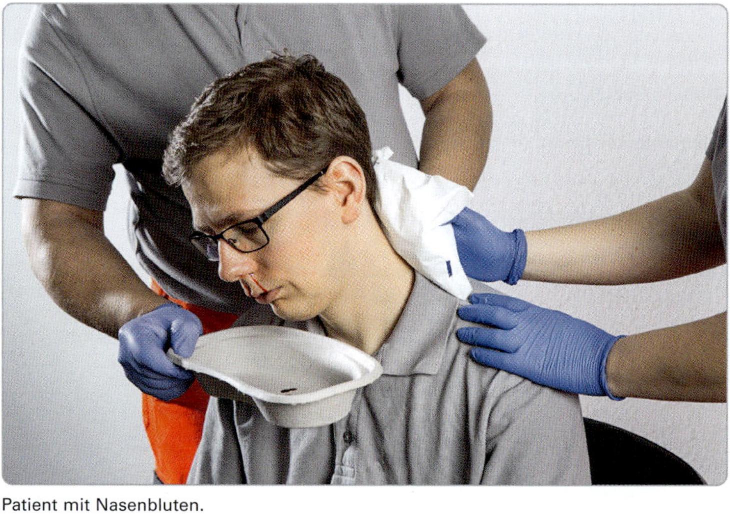

Patient mit Nasenbluten.

Bei wiederholtem Nasenbluten ist eine Vorstellung beim Hals-Nasen-Ohrenarzt sinnvoll.

Kopfplatzwunde

WISSEN

Da die Kopfhaut gut durchblutet ist, haben Verletzungen am Kopf oftmals starke Blutungen zur Folge. Achten sie deshalb auf den Gesamtzustand des Patienten. Bei kurzzeitiger Bewusstlosigkeit oder Erbrechen ist eine Gehirnerschütterung (siehe S. 47) anzunehmen.

ERKENNEN

Klaffende Wunde am Schädel, evtl. stark blutend, Schmerzen, blasse Haut, evtl. Schockzeichen, evtl. Zeichen einer Gehirnerschütterung (siehe S. 47).

HANDELN

- Patienten beruhigen und zum Verletzungshergang befragen. Orientierung prüfen (Name, Zeit, Ort, Beschwerden).
- Einmalhandschuhe anziehen.
- Druckverband anlegen (siehe S. 101).
- Mit leicht erhöhtem Oberkörper lagern, bei Anzeichen eines Schocks in Schocklage.
- Notruf.
- Bewusstsein und Atmung kontrollieren.

Nasenbluten

WISSEN

Nasenbluten entsteht häufig als Folge eines zu hohen Blutdrucks oder wenn Gefäße in der Nase durch äußere Gewalteinwirkung oder „Nasebohren" reißen. Obwohl zahlreiche rote Papiertaschentücher oftmals den Eindruck eines erheblichen Blutverlustes vortäuschen, handelt es sich meistens um einen harmlosen „Notfall". Wiederkehrendes oder unstillbares Nasenbluten kann jedoch tatsächlich zu einem hohen Blutverlust mit Schock führen.

ERKENNEN

Blutung aus einem oder beiden Nasenlöchern.

HANDELN

- Sitzposition in vornüber gebeugter Haltung einnehmen lassen.
- Kopf nicht in den Nacken legen, sondern ebenfalls leicht vornüberbeugen.
- Zum Abtropfen des Blutes dem Patienten eine Schüssel oder Nierenschale in die Hand geben.
- Der Patient soll durch den Mund atmen. Die Nasenflügel können zwischenzeitlich für einige Minuten zusammengedrückt werden.
- Eine kühle Kompresse in den Nacken des Patienten legen.
- Blut nicht schlucken und die Nasenlöcher nicht zustopfen. Sonst gelangt es in den Magen und kann Erbrechen hervorrufen.
- Kommt die Blutung nicht zum Stillstand: Druck auf die Nasenflügel wiederholen, kühle Kompresse erneuern.
- Wenn die Blutung stoppt, für einige Zeit nicht die Nase putzen.
- Auf Anzeichen eines Volumenmangelschocks (siehe S. 37) achten.

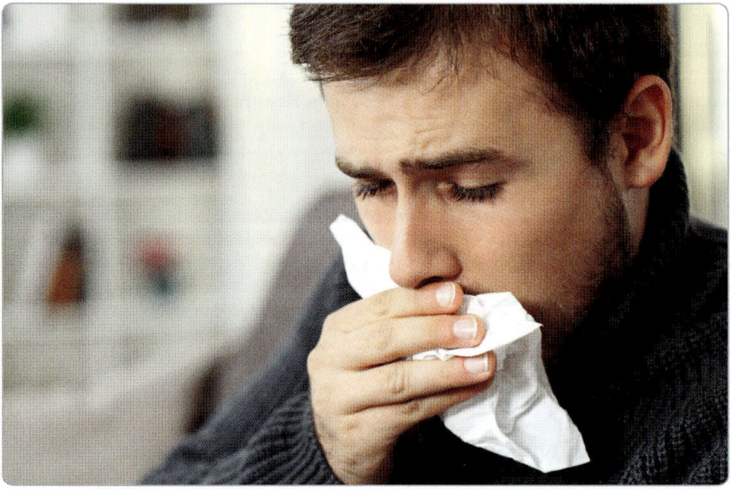

Mit einer Wundauflage wird für einige Minuten Druck auf die blutende Wunde ausgeübt.

Eine Zahnrettungsbox ist in Apotheken erhältlich. Sie enthält eine antibiotische Zellnährlösung. In ihr kann ein ausgeschlagener Zahn oder ein Zahnbruchstück bis zu 24 Stunden aufbewahrt werden. Bakterien können den Zahn in dieser Zeit nicht angreifen. Die Chance auf eine erfolgreiche Replantation wird somit erhöht.

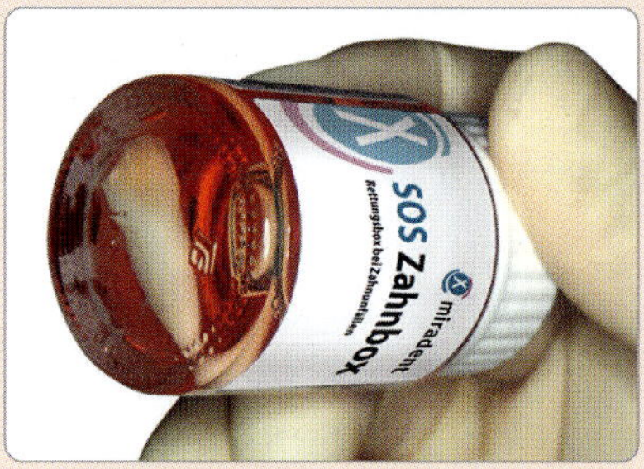

Zahnrettungsbox

Blutungen im Mund- und Zahnbereich

WISSEN

Im Mundraum können ein ausgeschlagener Zahn oder ein versehentlicher Biss auf die Zunge oder in die Wangenschleimhaut Blutungen zur Folge haben. Wichtig ist, dass das Blut nicht heruntergeschluckt wird, sondern abfließen kann. Sonst gelangt das Blut in den Magen und kann Erbrechen hervorrufen.

ERKENNEN

Blutungen in der Mundhöhle, z. B. Zunge, Lippe, Mundschleimhaut oder Zahnlücke.

HANDELN

- Sitzposition in vornüber gebeugter Haltung einnehmen lassen.
- Zum Abtropfen des Blutes dem Patienten eine Schüssel oder Nierenschale in die Hand geben.
- Wundauflage auf die Wunde legen und für mehrere Minuten Druck ausüben. Ggf. Wundauflage erneuern.
- Wenn die Blutung zum Stillstand gekommen ist, sollte der Patient in den Stunden danach nichts Heißes essen oder trinken.
- Bei einem ausgeschlagenen Zahn:
  - Blutende Zahnlücke mit einer feuchten Wundauflage tamponieren. Durch Zähne zusammenbeißen Druck auf die Tamponade ausüben.
  - Den ausgeschlagenen Zahn mit Handschuhen nur an der Krone, nicht im Bereich der Wurzel anfassen.
  - Einen sichtbar verschmutzten Zahn vor dem Transport für wenige Sekunden mit Kochsalzlösung oder unter fließendem Wasser abspülen.
  - Den ausgeschlagenen Zahn in eine Zahnrettungsbox geben. Alternativen: In Frischhaltefolie wickeln; in einem Gefäß mit gesammeltem Speichel lagern; in einem Gefäß mit Milch lagern.
  - Unverzüglich einen Zahnarzt aufsuchen.
- Bewusstsein und Atmung überprüfen, auf Anzeichen eines Volumenmangelschocks (siehe S. 37) achten.
- Wenn die Blutung länger als ca. 30 min. andauert, einen Arzt oder Zahnarzt aufsuchen.

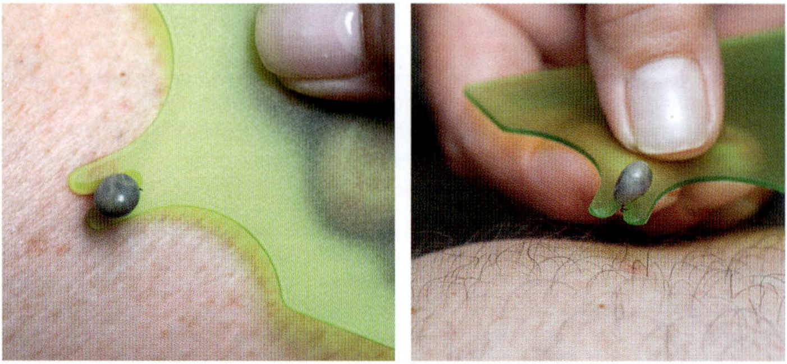

- Zeckenkarte vorsichtig zwischen Zecke und Haut schieben.
- Zecke herausschieben, dabei die Karte an die Haut drücken.
- Zecke nicht heraushebeln. Sie würde durch den Schlitz rutschen.

Anwenden einer Zeckenkarte.

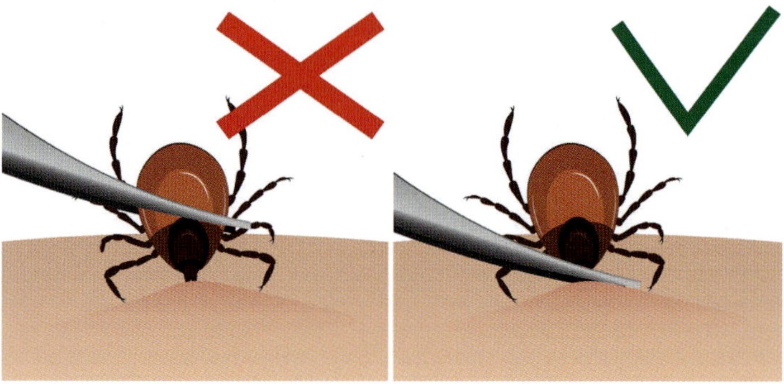

- Mit der Pinzette die Zecke möglichst nah an der Haut/Einstichstelle fassen.
- Zecke vorsichtig herausziehen, dabei nicht quetschen.
- Eventuell kann eine leichte Drehbewegung beim Herausziehen der Zecke helfen.

Anwenden einer (Zecken-)Pinzette.

Zeckenstich

WISSEN

Zecken sind Spinnentiere mit acht Beinen und einem rundlichen Körper. Etwa von März bis November (bei Temperaturen über 8 °C.) sind sie in Wäldern, Wiesen und Gärten aktiv. Sie ernähren sich üblicherweise vom Blut anderer Tiere. Vollgesaugt werden sie mehrere Millimeter groß. Krankheitserreger der Wirte, z. B. Rotwild und Nagetiere, gehen auf die Zecke über, welche sie dann an den Menschen übertragen kann. Die Zecke sucht nicht aktiv den Kontakt zum Wirt oder zum Menschen. Vielmehr wird sie beim Gang durch ein Gebüsch oder hohes Gras abgestreift. Dann sucht die Zecke unter Umständen stundenlang nach einer geeigneten, weichen Hautstelle, um sie anzuritzen. Mit ihrem Stechapparat saugt sie anschließend das Blut an, wobei sie gleichzeitig ihren (infizierten) Speichel in das Wundgebiet abgibt. Dieser Vorgang ist für den betroffenen Menschen schmerzfrei. Tage bis Wochen, nachdem sie sich vollgesaugt hat, fällt die Zecke ab. Ähnlich wie bei einem Mückenstich bildet sich um die Einstichstelle herum meist eine juckende, kleine Rötung.

ERKENNEN

Fühlen oder sehen einer oder mehrerer Zecken auf der Haut, bevorzugt an weichen und warmen Orten (z. B. Hautfalten, Haaransatz). Juckende Rötung um die Einstichstelle herum.

HANDELN

- Zecke mit Zeckenkarte oder (Zecken-)Pinzette entfernen. Wenn diese nicht zur Verfügung stehen, die Zecke ggf. mit den Fingernägeln entfernen. Wichtig: Zecke möglichst nah an der Haut/Einstichstelle fassen und nicht zusammendrücken.
- Anschließend die Einstichstelle desinfizieren.
- Bleibt ein kleiner, schwarzer Punkt sichtbar (Zeckenrüssel), sollte er aufgrund der Entzündungsgefahr zeitnah von einem Arzt entfernt werden.
- Einstichstelle in den Folgetagen und -wochen beobachten. Kommt es zu einer ringförmigen Hautrötung oder zu Fieber und Gliederschmerzen innerhalb von sechs Wochen, kann dies auf eine Borreliose hindeuten. Seltener kommt es schon in den ersten ein bis zwei Wochen zu grippeähnlichen Symptomen, was für die Übertragung des Erregers der Frühsommer-Meningoenzephalitis (FSME) spricht.

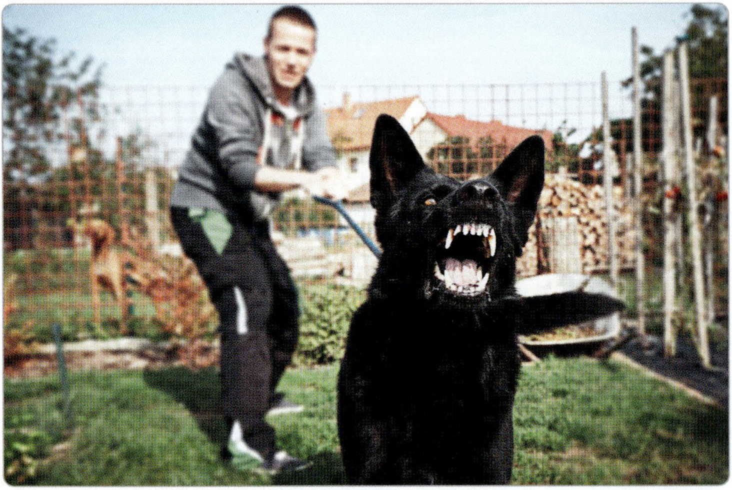

Nicht alle Hunde wollen nur spielen.

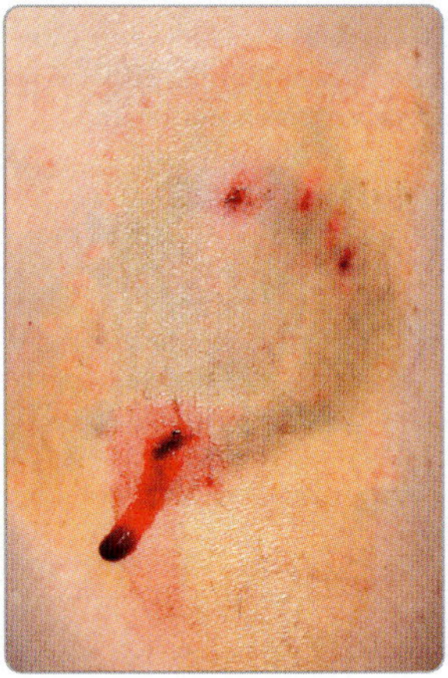

Bisswunde eines Tieres

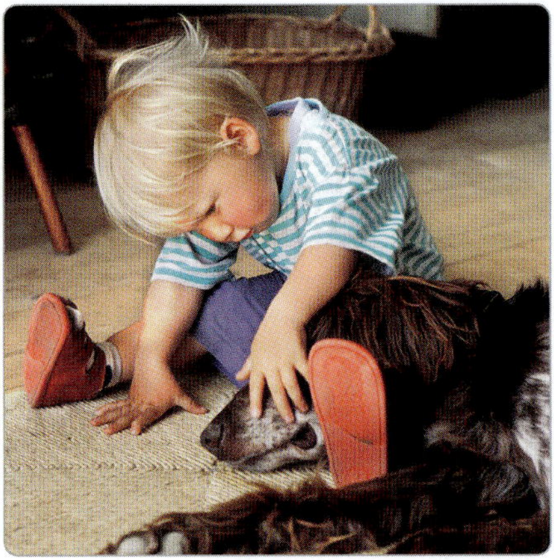

Wenn Hunde im Schlaf gestört werden, neigen sie zu aggressiven Reaktionen.

Tierbiss

WISSEN

Tierbisse verursachen oft Wunden, deren Tiefe auf den ersten Blick nicht zu erkennen ist. Oftmals liegen auch Risswunden vor. Krankheitserreger dringen dadurch tief in das Gewebe ein. Als Folge ist eine Infektion mit dem Wundstarrkrampferreger (Clostridium tetani) oder mit dem Tollwuterreger (Rabies- oder Lyssa-Virus) möglich.

ERKENNEN

Blutende Bisswunde mit Schmerzen, unruhiger, aufgeregter Patient, evtl. Anzeichen eines nervlichen Schocks (siehe S. 40).

HANDELN

- Patienten flach lagern, betroffene Extremität hochlagern.
- Einmalhandschuhe anziehen.
- Wundauflage auflegen und mit elastischer Binde fixieren. Bei stark blutender Wunde Druckverband anlegen (siehe S. 101).
- Auf Anzeichen eines Volumenmangelschocks (siehe S. 37) achten.
- Im Anschluss an die Wundversorgung ist in jedem Fall ein Arzt aufzusuchen.

Bisswunden, die durch tollwutverdächtige Tiere verursacht wurden, können bereits vor dem Arztbesuch mit einer Seifenlösung ausgewaschen werden.

Verhaltensregeln zur Prävention von Hundebissverletzungen bei Kindern

Kinder sollten
- sich von fremden Hunden fernhalten
- nicht ohne Aufsicht mit Hunden spielen
- Hunde nicht beim Schlafen, Fressen oder bei der Betreuung des Nachwuchses stören

Eltern sollten
- die Kinder rechtzeitig belehren, wie sie mit dem eigenen Hund umgehen und
- wie sie sich bei Annäherung eines fremden Hundes verhalten sollen.

Tierbesitzer sollten Folgendes beachten:
- Hunde, aus deren Vorgeschichte aggressives Verhalten bekannt ist, gehören nicht in Haushalte mit Kindern
- adäquate Erziehung der Hunde (Hierarchie-Verhalten) ist notwendig
- Aggressive Spiele mit den Hunden vermeiden
- Tritt ein aggressives Verhalten des Hundes auf, professionelle Beratung in Anspruch nehmen.

(Deutsches Ärzteblatt International, 2015)

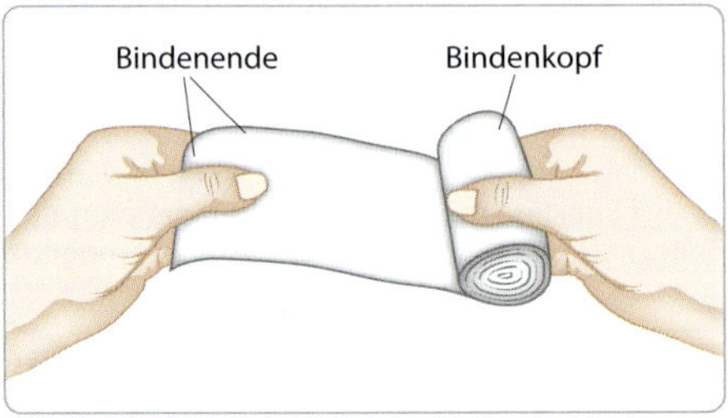

Halten einer Binde

Grundformen	Wickeltechnik	Anwendung
Kreisgang 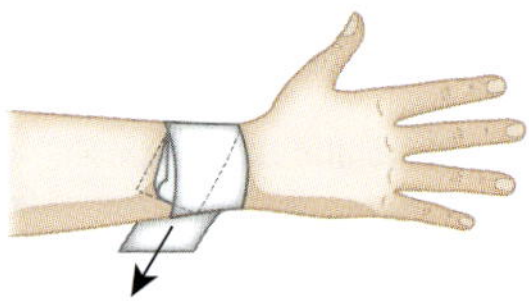	Jeder neue Bindengang wird auf den vorherigen gelegt.	zum Fixieren eines Verbands am Anfang und Ende, Druckverband
Schraubengang 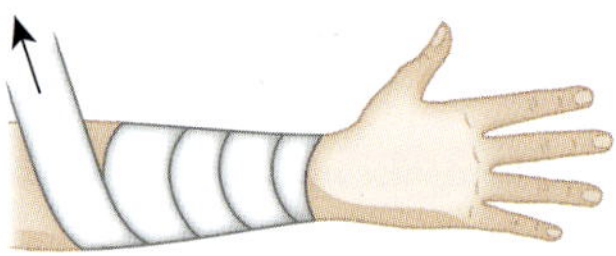	Einzelne Bindengänge liegen zur Hälfte oder zu zwei Dritteln übereinander.	an Körperstellen, die ihre Dicke verändern (z. B. am Unterarm und Unterschenkel)
Schildkrötenverband 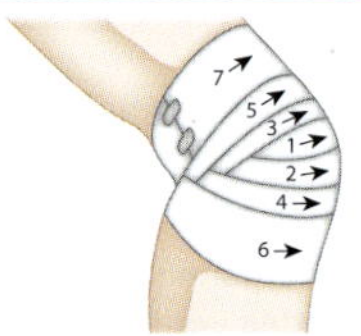	Die Zahlen geben die Reihenfolge der Bindengänge an.	bei Gelenkverbänden (z. B. Ellenbogen- oder Knieverband)

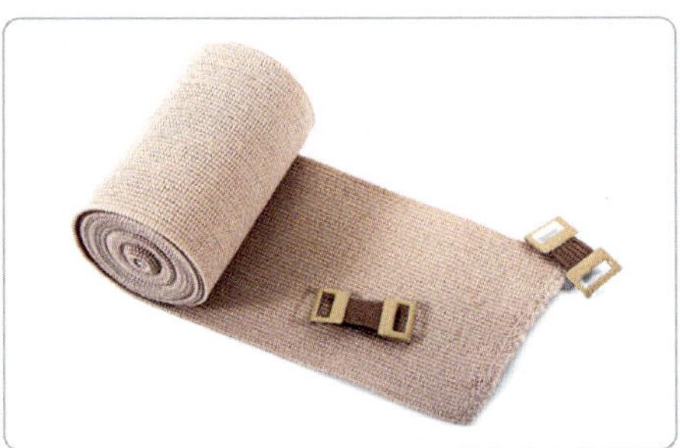

Das Bindenende elastischer (Stütz-)Verbände kann auch mit Verbandklammern befestigt werden.

4.7 Verbände

WISSEN

Mit Verbänden lassen sich im Rahmen der Ersten Hilfe **Wunden verbinden sowie Gelenke und Extremitäten stützen** oder ruhigstellen. Außerdem gibt das gekonnte Anlegen eines Verbandes dem Verletzten das gute Gefühl, sich in den Händen eines kompetenten Helfers zu befinden. Das hierfür nötige Material befindet sich in Verbandkästen von Kraftfahrzeugen, öffentlichen Einrichtungen (Behörden, Schulen, Krankenhäusern), an Arbeitsorten (Geschäfte, Werkstätten, Fabriken, Baustellen etc.) und – hoffentlich – zu Hause. Verbandmaterial sollte – ebenso wie Arzneimittel – kühl und trocken gelagert werden. Schlafzimmer oder Flur eignen sich hierfür meist besser als das Bad.

Bei blutenden Wunden empfiehlt sich grundsätzlich die Anwendung des Schemas zur Überprüfung von Notfallpatienten (siehe S. 32): Liegt eine Bewusstlosigkeit vor, muss zunächst die Atmung überprüft und ggf. die stabile Seitenlage durchgeführt werden. Erst danach erfolgt die Wundversorgung.

HANDELN

Die passende Breite einer Binde richtet sich nach dem ungefähren Umfang des zu verbindenden Körperteils.

Bindenbreite wählen
4 cm – Finger
6 cm – Hand, Unterarm
8 cm – Oberarm, Fuß, Sprunggelenk
10 cm – Bein

Elastischer Bindenverband

WISSEN

Elastische Binden haben unterschiedliche Einsatzzwecke:

- Elastische Binden passen sich unterschiedlichen Körperformen an und eignen sich deshalb gut für Verbände an Gelenken oder Extremitäten, die ihren Umfang verändern (z. B. am Unterschenkel). Auch zum Stützen nach Prellungen oder Verstauchungen (siehe S. 79) sind sie geeignet, da sie die Beweglichkeit im Gelenk reduzieren.
- Mit ihnen können auch Wundauflagen fixiert werden.

Manchmal werden elastische Binden versehentlich zu straff angelegt. Dies verursacht schmerzhafte Durchblutungsstörungen. Denken Sie an die Nagelbettprobe (siehe S. 99).

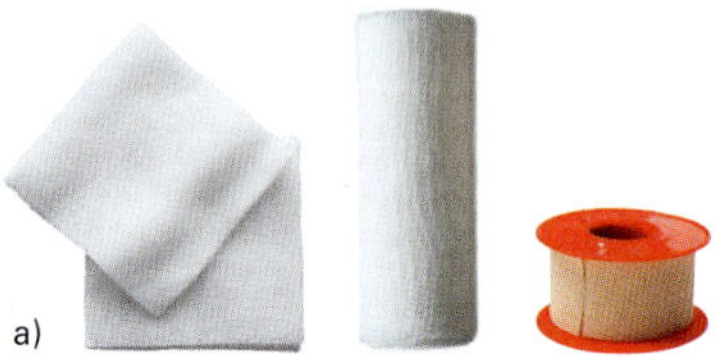

a)

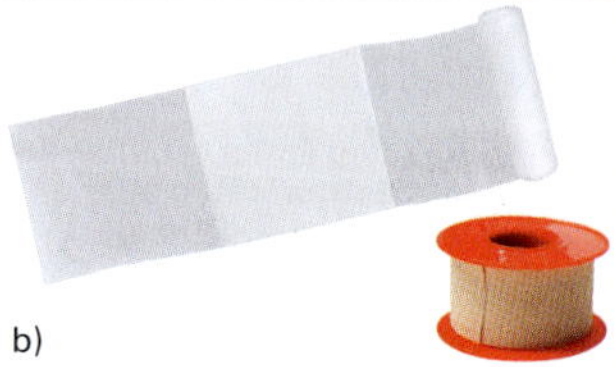

b)

Wundverbände bestehen entweder aus einer Wundauflage und einer Mullbinde (a) oder aus einem Verbandpäckchen, an deren Mullbinde die Wundauflage bereits befestigt ist (b). Das Bindenende kann in beiden Fällen mit einem Heftpflasterstreifen befestigt werden.

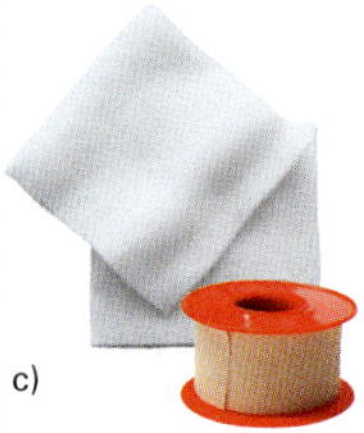

c)

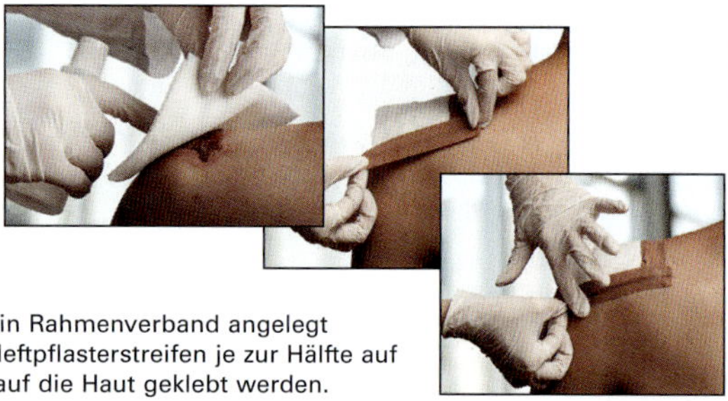

Alternativ kann auch ein Rahmenverband angelegt werden, bei dem die Heftpflasterstreifen je zur Hälfte auf die Wundauflage und auf die Haut geklebt werden.

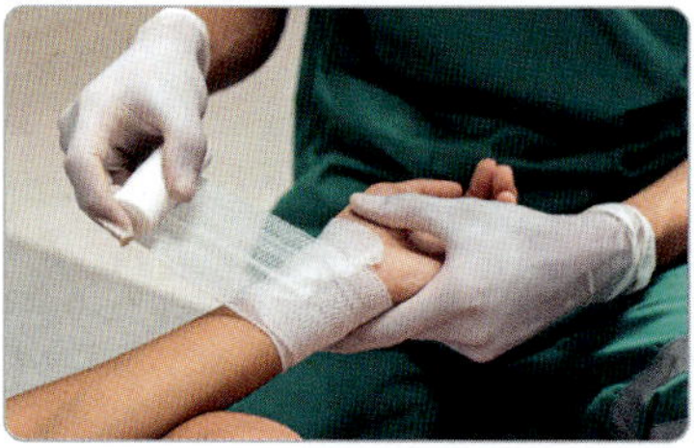

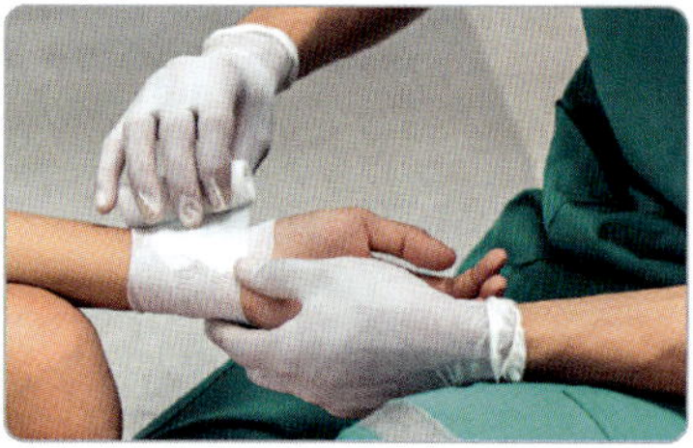

Beginnen und Fertigstellen eines Wundverbandes.

Die Befestigung eines Verbandes gelingt auch ohne Heftpflasterstreifen:
Variante 1: Sie stecken das Bindenende einfach seitlich unter den Verband.
Variante 2: Sie lassen am Anfang ein kurzes Stück vom Bindenende seitlich heraushängen und verknoten es zum Schluss mit dem anderen Bindenende.
Variante 3: Sie schneiden das Bindenende des Verbandes der Länge nach ein, so dass Sie mit den entstehenden Enden einen Knoten anbringen können.

Wundverband

WISSEN

Schützen Sie den Patienten und sich selbst vor Infektionen, indem Sie folgende Regeln beim Verbinden von Wunden beachten:

- Waschen Sie Ihre Hände vor der Wundversorgung, wenn die Zeit und die Situation dies erlauben.
- Tragen Sie Einmalhandschuhe. Sollten Sie dennoch in Kontakt zu Blut oder Körperflüssigkeiten des Patienten gekommen sein, waschen und desinfizieren Sie sich möglichst bald danach Ihre Hände.
- Sprechen, husten oder niesen sie nicht unmittelbar über der Wunde oder der sterilen Wundauflage.
- Berühren Sie weder die Wunde noch die sterile Wundauflage.
- Bedecken Sie kleine Wunden mit einem (wasserdichten) Wundschnellverband (siehe S. 103).

HANDELN

- Die Wunde sollte sauber sein, bevor der Verband angelegt wird. Groben Schmutz mit klarem Wasser abspülen. Eventuell Wunddesinfektionsmittel benutzen.
- Größe der Wundauflage so wählen, dass sie deutlich über den Wundrand hinausreicht. Standard-Wundauflagen (10 x 10 cm) sind meist gut geeignet.
- Wundauflage vorsichtig aus der Verpackung entnehmen und von oben auf den Wundbereich auflegen. Wunde dabei nicht berühren.
- Eine zu Boden gefallene Wundauflage darf aus hygienischen Gründen nicht mehr verwendet werden.
- Die Binde langsam abwickeln und straff, jedoch nicht abschnürend, um die Extremität herumführen. Wundauflage mit mehreren Touren vollständig umschließen.
- Binde nicht zu eng anwickeln, da dies zu einer Blutstauung führen kann.
- Das Bindenende mit einem Heftpflasterstreifen befestigen.
- Zum Abschluss die Nagelbettprobe durchführen (siehe unten).
- Wenn Blut durch die Wundauflage oder den Verband hindurchsickert: Wundauflage nicht entfernen, sondern eine zweite auflegen bzw. einen zweiten Verband über dem ersten anlegen.

Nagelbettprobe:
Drücken Sie nach dem Anlegen eines Verbandes an Arm oder Bein kurz mit dem Daumen auf einen Nagel des Patienten. Nach dem Loslassen sollte der Nagel sich nach ca. 1 Sek. wieder mit Blut füllen und rosig werden. Dauert es länger, ist die Durchblutung gestört, weil der Verband wahrscheinlich zu straff angelegt ist.

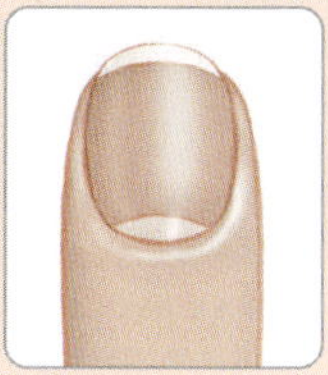

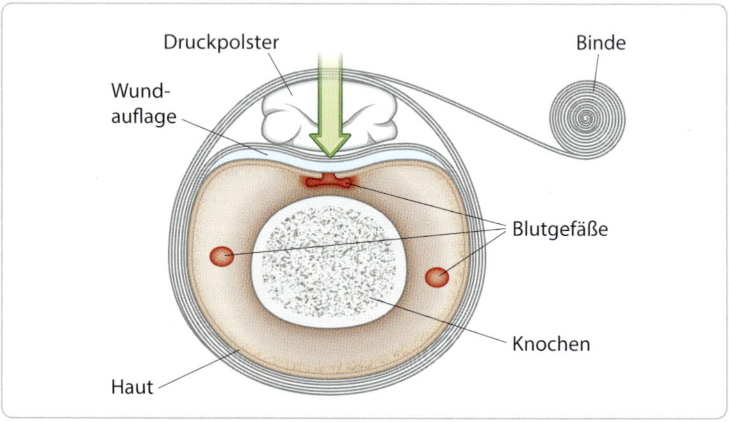

Aufbau eines Druckverbandes

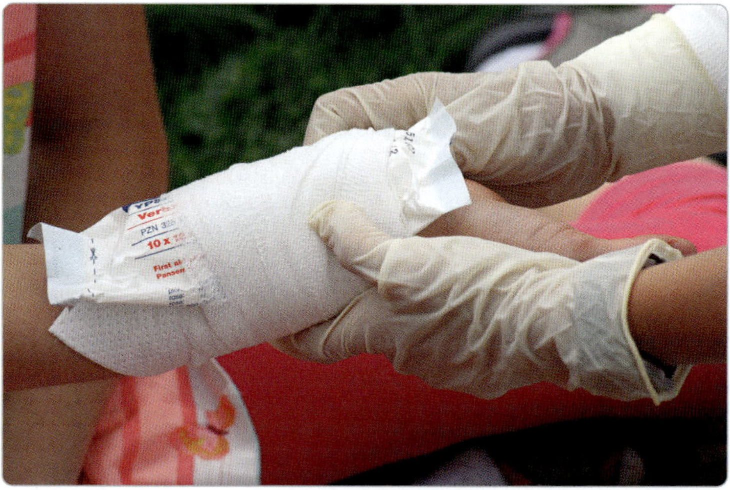

Anlegen eines Druckverbandes mit hochgelagerter Extremität.

Wenn das Anlegen eines Druckverbandes im Bereich des Rumpfes nicht gelingt, muss der Ersthelfer oder der Patient den Druck auf den Verband bzw. die Wundauflage mit der Hand ausüben.

Druckverband

WISSEN

Anders als ein normaler Verband hat der Druckverband den Vorteil, dass der Druck nur auf eine bestimmte Stelle ausgeübt wird. Andere Verbände würden – straff gewickelt – das Körperteil abschnüren und so die venöse und/oder arterielle Durchblutung stoppen. Ein richtig angelegter Druckverband sorgt im Falle einer starken, evtl. pulsierenden Blutung für die **Blutstillung**. Nahezu alle Blutungen können mit einem Druckverband zum Stillstand gebracht werden. Verbandpäckchen befinden sich in allen Verbandkästen.

HANDELN

- Betroffene Extremität hochlagern. Ggf. zuführende Arterie abdrücken (siehe S. 43).
- Wunde mit der Wundauflage des Druckverbands bedecken und mit zwei bis drei Kreisgängen fixieren.
- Druckpolster auflegen, z. B. ein weiteres Verbandpäckchen. Dabei eventuelle größere Fremdkörper (z. B. Glasscherben) in der Wunde belassen und mit Druckpolster umpolstern.
- Die Binde nun unter straffem Zug, jedoch ohne abzubinden, um das Druckpolster wickeln. Die Bindengänge sollen sich dabei überdecken. Nur so kann der nötige Druck auf Druckpolster und Wunde ausgeübt werden.
- Verband mit Heftpflasterstreifen abschließen. Alternativ kann das Bindenende des Druckverbandes am Ende der Länge nach eingeschnitten werden, so dass ein Knoten direkt über dem Druckpolster gebunden werden kann.
- Notruf.
- Bewusstsein und Atmung kontrollieren.

Falls ein Druckverband durchblutet, wird er nicht entfernt, sondern ein neues Druckpolster obenauf gelegt und mit einer weiteren Binde fixiert.

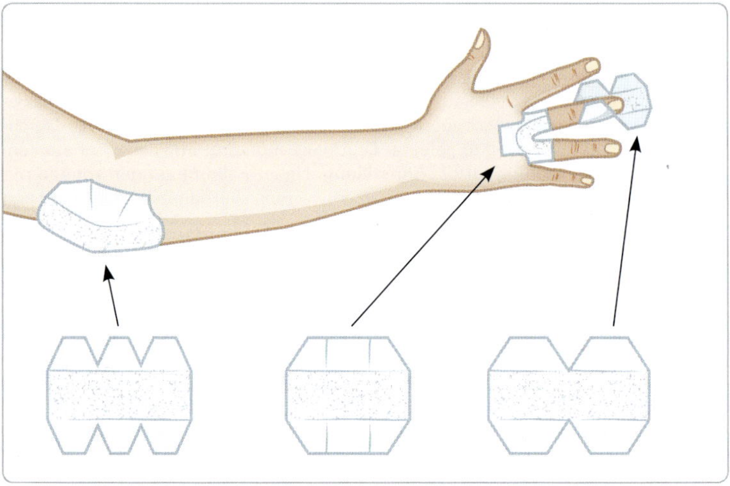

Wundschnellverbände lassen sich durch Einschnitte an verschiedene Körperstellen anpassen.

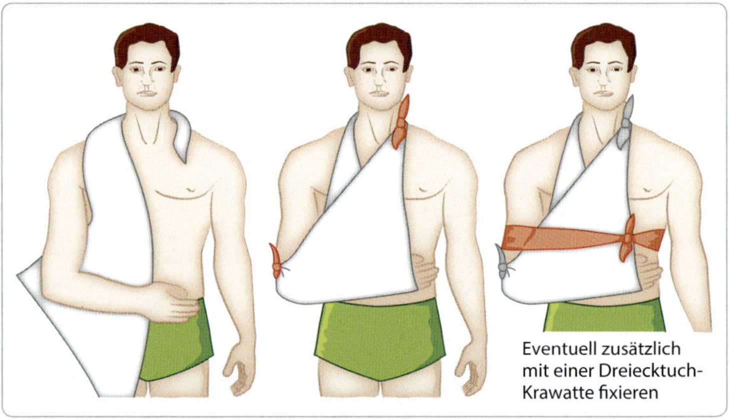

Anlegen einer Armschlinge mit dem Dreiecktuch.

Sollte das Anlegen des Dreiecktuches beim Patienten starke Schmerzen verursachen, so ist das Anlegen zu unterlassen und der Patient fixiert seinen Arm ohne Hilfsmittel selbstständig.

Wundschnellverband

WISSEN

Wundschnellverbände (Pflaster) eignen sich zum Abdecken kleinerer Wunden. Diese können zuvor mit einem Wunddesinfektionsmittel behandelt werden. Haut danach trocknen lassen. Je nach Bedarf können auch wasserdichte oder hypoallergene Wundschnellverbände zum Einsatz kommen. Durch entsprechende Einschnitte kann ein Wundschnellverband verschiedenen Körperformen angepasst werden.

Ein Pflaster abzuziehen, verursacht manchmal Schmerzen. Besonders Kinder fürchten sich davor. In wenig Öl tränkt, lässt es sich leicht lösen und tut nicht weh.

Dreiecktuch-Stützverband

WISSEN

Das Dreiecktuch findet heute kaum noch Anwendung zum Fixieren von Wundauflagen. Hierzu haben sich Verbandpäckchen und elastische Binden durchgesetzt. Als Armschlinge **zur Ruhigstellung nach Verletzungen von Arm oder Schulter** eignet es sich jedoch sehr gut. So können sich die Muskeln entspannen und Schmerzen werden gelindert.

HANDELN

- Uhren und Schmuck vom betroffenen Arm entfernen.
- Der Patient oder ein weiterer Helfer hält bzw. stützt den Ellenbogen etwa im 90° Winkel.
- Das Dreiecktuch vor dem Körper des Patienten und hinter dessen Unterarm so hindurchschieben, dass sich der Arm in der Mitte des Dreiecktuchs und der Ellbogen im Bereich der Spitze befindet.
- Das herabhängende Ende des Tuches zur Schulter der unverletzten Seite führen. Dort beide Enden des Tuches miteinander verknoten. Alternativ können die Enden auch mit einer Sicherheitsnadel miteinander verbunden werden.
- Damit der Arm nicht aus der Schlinge rutscht, Knoten an der Spitze des Dreiecktuches anbringen.
- Außerdem möglich: Um weitere Bewegungen des Armes zu verhindern, fixiert man den Arm mit einem zusätzlichen Dreiecktuch, das als Krawatte gefaltet wird, am Oberkörper.

Menschen mit Übergewicht und geringer körperlicher Fitness haben ein stark erhöhtes Risiko für einen Hitzezwischenfall. Auch Kinder und ältere Menschen sind besonders gefährdet.

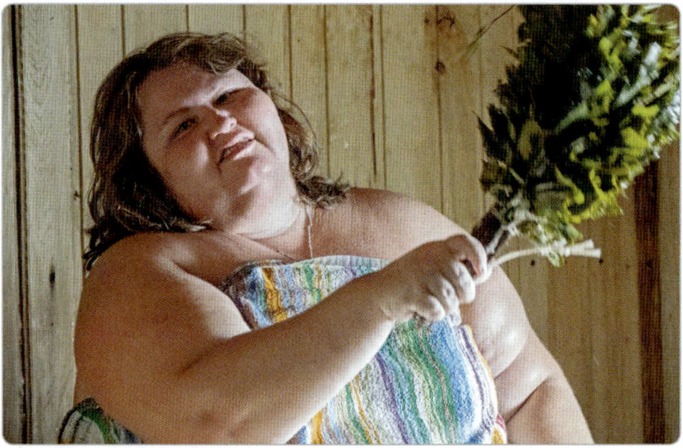

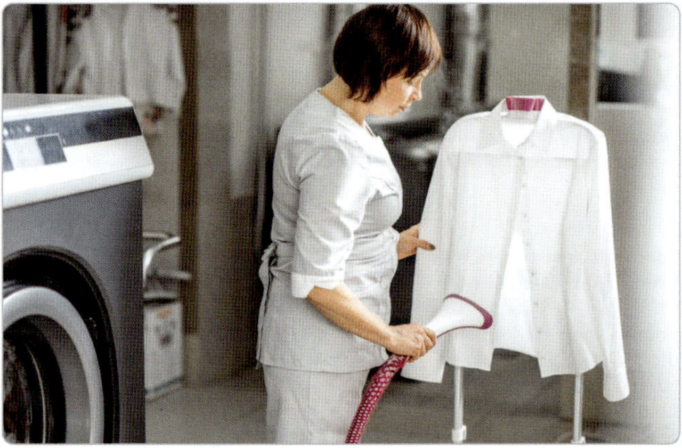

Hohe Außentemperatur und Luftfeuchtigkeit erhöhen das Risiko einer Hitzeerschöpfung.

Kontrollieren und dokumentieren Sie bei Verdacht auf einen Hitzezwischenfall die Körpertemperatur alle fünf Minuten, um Veränderungen festzustellen. Verwenden Sie dazu ein Infrarot-Ohr-Thermometer oder messen Sie die Körpertemperatur mit einem Digitalthermometer im After (siehe S. 77).

4.8 Thermische Schäden

Hitzeerschöpfung und Hitzschlag

WISSEN

Verschiedene Ursachen können zum Entstehen einer Hitzeerschöpfung beitragen, die sich zu einem gefährlichen Hitzschlag weiterentwickeln kann. Zu nennen sind hohe Umgebungstemperaturen bei unzureichender Flüssigkeitszufuhr (Volumenmangel, siehe S. 37), fehlender Schatten und starke Anstrengungen, hohe Luftfeuchtigkeit (z. B. in Wäschereien und Spülküchen) sowie das Tragen von erwärmender bzw. die Wärmeabgabe behindernder (Schutz-)Kleidung (z. B. im Beruf als Feuerwehrmann, Forst- oder Stahlarbeiter oder beim Motorsport). Weitere Faktoren können die Entstehung und den Verlauf einer Hitzeerschöpfung ungünstig beeinflussen: Hohes Alter, Übergewicht, geringe Fitness, Alkohol und Medikamente, akute (evtl. fiebrige) Entzündungen, Kreislauferkrankungen, Diabetes mellitus sowie ein erhöhter Leistungswille/Übermotivation.

Gemeinsam führen also mehrere Faktoren zu einem **Anstieg der Körperkerntemperatur auf >40 °C**. Dadurch versagt das Wärmeregulationszentrum im Gehirn. Ein Hitzschlag kann dadurch in kurzer Zeit zu einem Multiorganversagen führen und somit lebensbedrohlich sein. Der Patient muss dann intensivmedizinisch behandelt werden.

ERKENNEN

Von der Hitzeerschöpfung zum Hitzschlag

- Starkes Schwitzen
- Erhöhter Puls
- Normale Körpertemperatur
- Erniedrigter Blutdruck
- Erschöpfung, Müdigkeit
- Durst
- Mundtrockenheit

- Kalter, klebriger Schweiß
- Übelkeit, evtl. Erbrechen
- Schüttelfrost
- Kopfschmerzen
- Unruhe, Verwirrung Aggressivität
- Muskelkrämpfe

- Ausbleibendes Schwitzen
- Stark erhöhte Temperatur bis >40 °C
- Generalisierter Krampfanfall
- Bewusstlosigkeit

Die Symptome müssen nicht vollständig oder in bestimmter Reihenfolge auftreten. Sie können sich unabhängig voneinander und plötzlich entwickeln.

HANDELN

- Patienten in den Schatten oder kühle Umgebung bringen. Weitere Anstrengung vermeiden.
- Wärmende oder einengende Kleidung entfernen.
- Körpertemperatur messen.
- Ziel ist es, die Körpertemperatur zügig auf Werte <39 °C zu senken.
- Bei einem Hitzschlag: Betroffenen vom Hals abwärts in kaltes Wasser tauchen. Alternativen: Kalte Dusche, Patienten mit kaltem Wasser bespritzen, kühle, feuchte Umschläge, Kälte-Kompressen, Verdunstungskälte durch Ventilator.
- Bei klarem Bewusstsein nichtalkoholische Getränke anbieten (idealerweise Kohlenhydrat-Elektrolyt-Getränke, sog. „Sportgetränke").
- Ggf. Schocklagerung. Bei Bewusstsein: Stabile Seitenlage.
- Bei Symptomen eines Hitzschlags, wenn sich der Zustand nicht bessert oder bei Bewusstlosigkeit: Notruf.
- Bewusstsein, Atmung und Körpertemperatur kontrollieren.

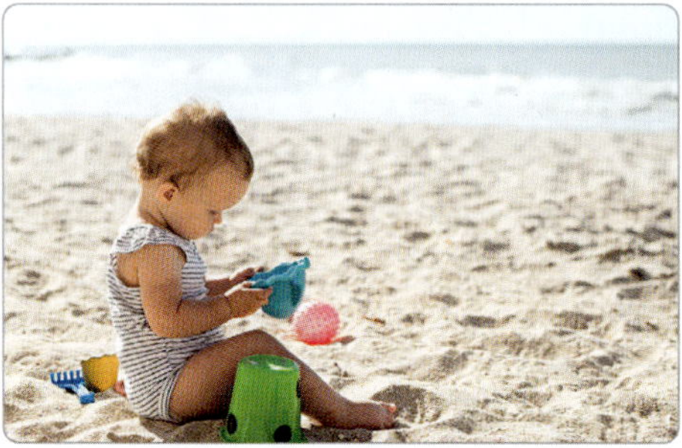

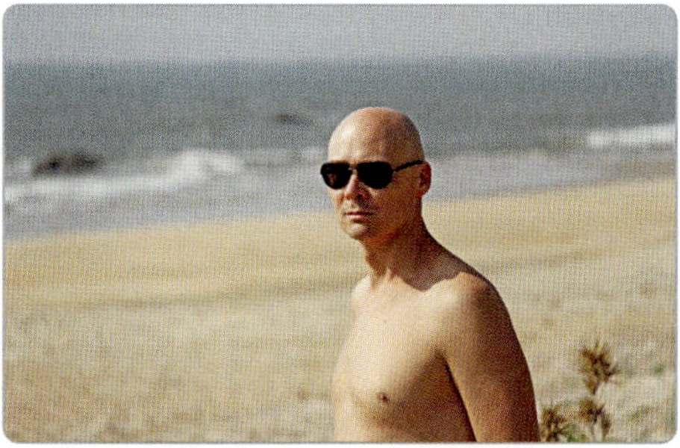

Kleinkinder und Menschen ohne Kopfbehaarung sind besonders sonnenstichgefährdet.

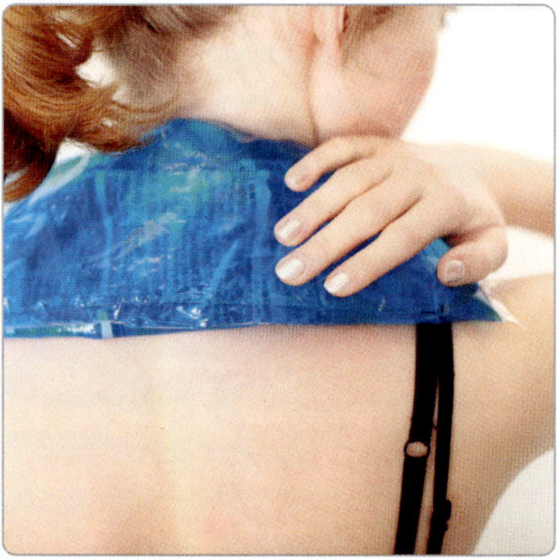

Rasche Kühlung der Blutgefäße im Nacken senkt die Durchblutung des Kopfes und lindert die Symptome eines Sonnenstichs.

Sonnenstich

WISSEN

Grund für einen Sonnenstich ist intensive Einwirkung von **UV-Strahlung auf den Kopf**. Dieser Vorgang wärmt und reizt die Hirnhaut (siehe S. 46) und führt infolgedessen zu deren Entzündung mit einer Flüssigkeitsansammlung (Ödem) im Hirngewebe. Babys, Kleinkinder und Menschen mit fehlender Kopfbehaarung bzw. -bedeckung sind besonders gefährdet, wenn sie sich über einen längeren Zeitraum intensiver Sonneneinstrahlung aussetzen.

ERKENNEN

Die folgenden Symptome können auch erst Stunden nach intensiver Sonneneinstrahlung auftreten: Hochroter, heißer Kopf bei normaler Körpertemperatur, Kopfschmerzen, Nackenschmerzen, später evtl. Nackensteifigkeit, Schwindel, Übelkeit, Erbrechen, evtl. Bewusstseinstrübung, evtl. Krampfanfälle.

HANDELN

- Patienten in den Schatten oder kühle Umgebung bringen.
- Patienten beruhigen und sitzend oder mit erhöhtem Kopf oder Oberkörper lagern. Bei Bewusstlosigkeit stabile Seitenlage.
- Kopf und Nacken mit kühlen Kompressen oder feuchten, kühlen Umschlägen kühlen.
- Wenn sich der Zustand des Patienten nicht bessert: Notruf.
- Bewusstsein und Atmung kontrollieren.

Zur **Prävention des Sonnenstichs** sollten folgende Hinweise befolgt werden:
- Direkte Sonneneinstrahlung in der Mittagszeit meiden.
- Aufenthalt im Schatten (noch besser: in Gebäuden) bevorzugen.
- Kopfbedeckung tragen.

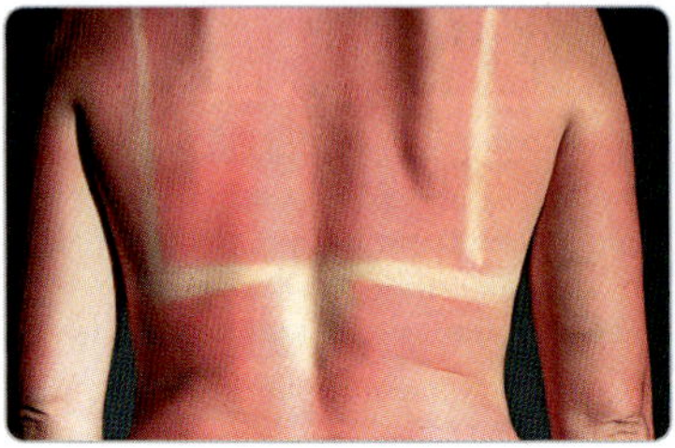

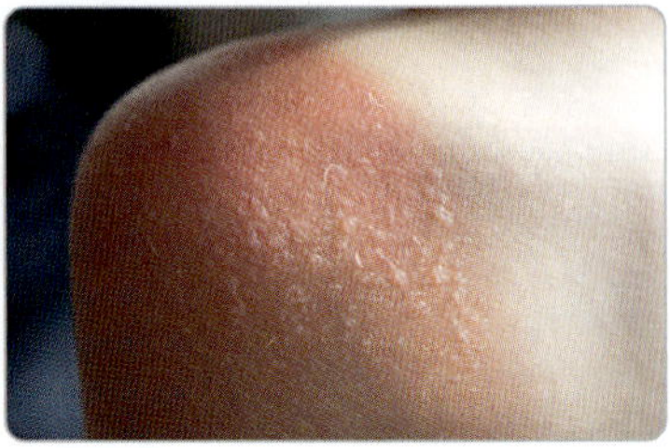

Sonnenbrände mit geröteter Haut und Blasenbildung.

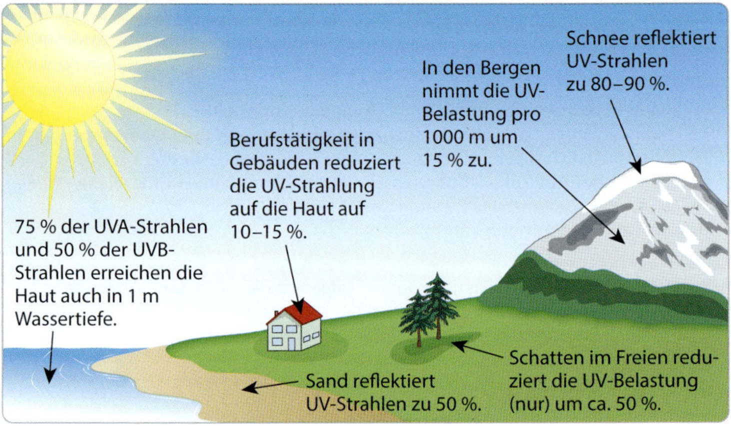

Belastung der Haut durch UV-Strahlen.

Ein „großflächiger" Sonnenbrand liegt bei Verbrennungen 1. Grades auf 20 % der Körperoberfläche (gesamter Rücken) oder bei Verbrennungen 2. Grades auf 10 % der Körperoberfläche (ganzer Arm) vor (siehe S. 110).

Sonnenbrand

WISSEN

Lang andauernde Sonneneinstrahlung führt zu Zellschäden in den oberen Hautschichten. Spätestens wenige Stunden nach der Sonneneinstrahlung sind die Symptome zu erkennen, nach etwa 12–24 Stunden sind sie am stärksten ausgeprägt. Nach einigen Tagen wird der Heilungsprozess sichtbar, wenn sich die obere Hautschicht abschält. **Wiederholte Sonnenbrände führen zu Schädigungen des Erbgutes** (DNA) in den Hautzellen. Diese können entarten, wodurch **schwarzer Hautkrebs** (malignes Melanom) entsteht.

ERKENNEN

Gespannte, gerötete, brennende, juckende, geschwollene Haut. Bei starkem Sonnenbrand auch Blasen- und Krustenbildung. Bei großflächigem Sonnenbrand: Unwohlsein, Fieber, Übelkeit, Schüttelfrost, Nackensteifigkeit, Kreislaufprobleme.

HANDELN

- Patienten möglichst in kühle Umgebung bringen, zumindest in den Schatten.
- Betroffene Hautpartien mit leichter Kleidung bedecken.
- Kühle feuchte Umschläge auflegen, dabei Unterkühlung der Haut vermeiden.
- Patienten zum Trinken auffordern.
- Bei Hautrötung kann eine sog. „Aftersun-Lotion" aufgetragen werden.
- Bei großflächigem Sonnenbrand, Schüttelfrost oder Blasenbildung einen Arzt aufsuchen.

Die besten Maßnahmen zum Schutz vor Sonnenbrand

- Direkte Sonneneinstrahlung zu Zeiten mit höchster UV-Belastung meiden. **„From 11 to 3 stay under a tree."** Noch besser: Der Aufenthalt in Gebäuden. Denn Schatten im Freien hält nur die Hälfte der UV-Strahlen von der Haut ab.
- Textilen Sonnenschutz tragen (leichte Bekleidung mit langen Ärmeln und Beinen, Kopfbedeckung mit breiter Krempe und Nackenschutz).
- Lichtschutzmittel (Sonnencreme) an unbedeckten Körperregionen wie Hände und Gesicht anwenden.

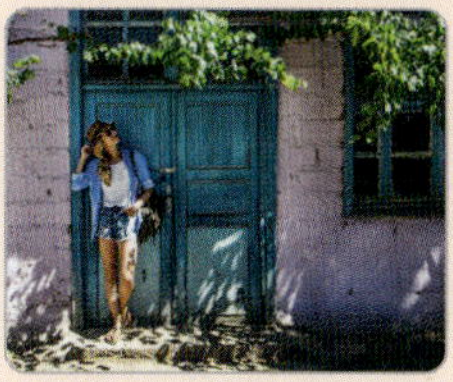
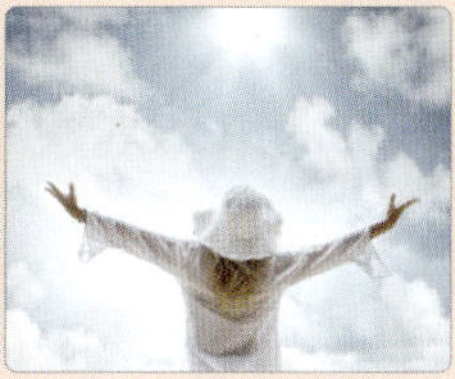
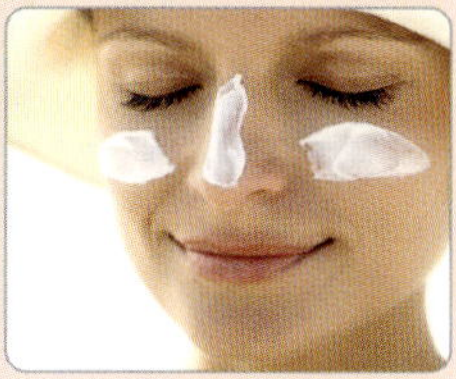

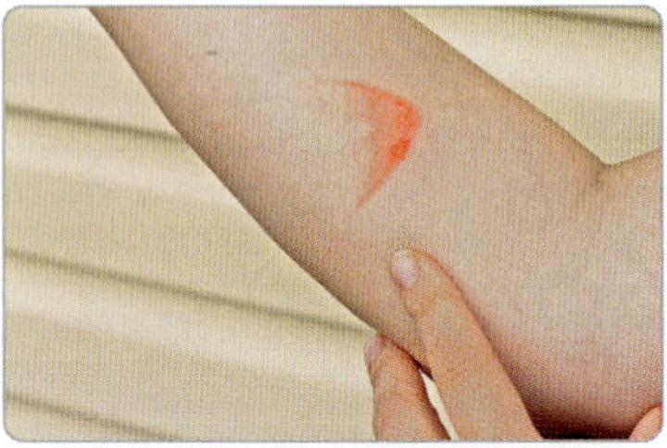

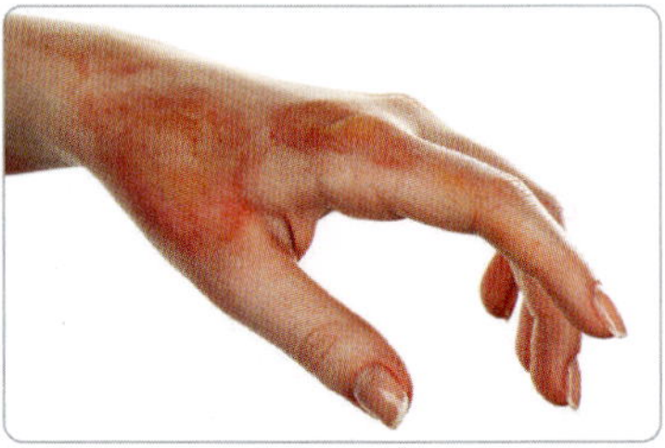

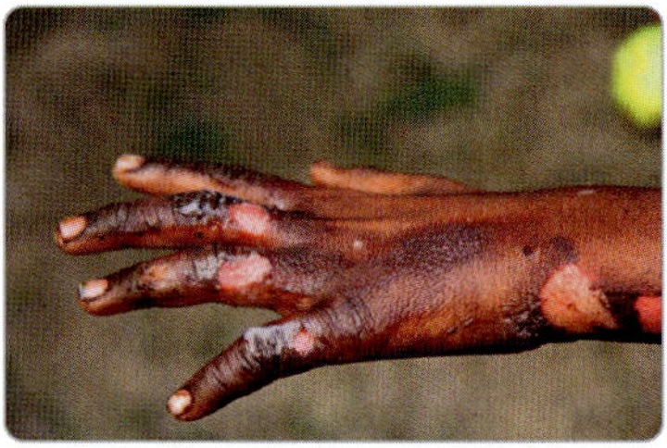

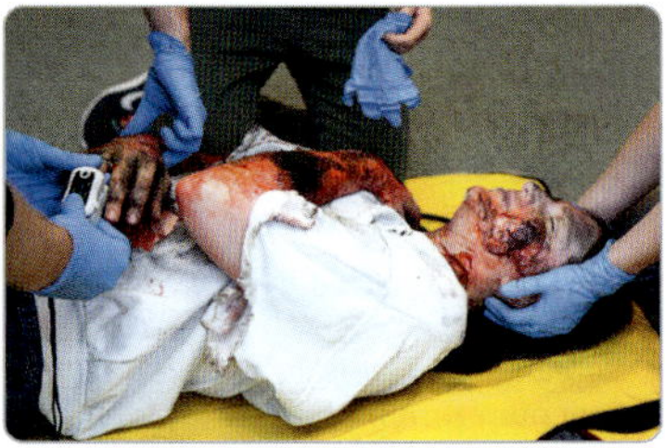

Verbrennungen 1. bis 4.Grades

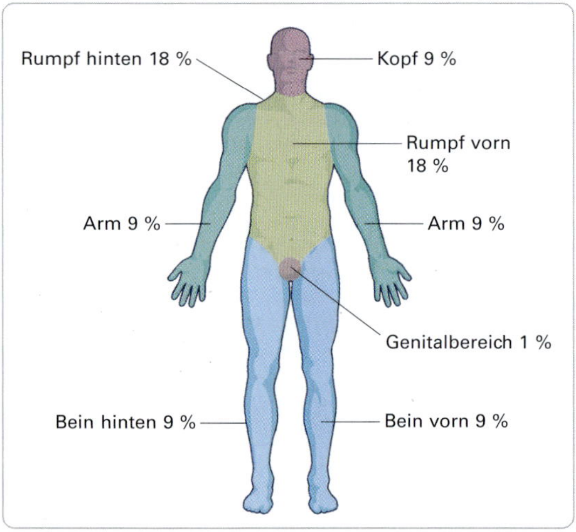

Die Neunerregel hilft bei der Abschätzung des Ausmaßes einer Verbrennung.

Kleidung, die aufgrund von Verbrennungen mit der Wunde verklebt ist, nicht entfernen. Bei Verbrühungen kann die Kleidung unter fließendem Wasser oder mit feuchten Tüchern durchnässt vorsichtig entfernt werden.

Verbrennung und Verbrühung

WISSEN

Verbrannte Haut kann ihre Funktion als Schutzbarriere für den Körper nicht mehr erfüllen. Die **Infektionsgefahr** nach Verbrennungen der Haut ist deshalb groß. Außerdem verliert der Körper durch Verbrennungen Flüssigkeit, da Gewebeflüssigkeit verloren geht. Diese sammelt sich entweder unter der Haut an (Bildung von Brandblasen) oder gelangt auf die Hautoberfläche. Verbrennungen können unterschiedliche Ursachen haben.

Art der Verbrennung	Ursache
Verbrennung	Feuer und Flammen, heiße Gegenstände, Haushaltsgeräte etc.
Verbrennung durch Strom	Niederspannungsstrom (z.B. Haushaltsgeräte), Hochspannungsstrom (z.B. Stromleitungen an Bahntrassen, Überlandleitungen etc.)
Verbrennung durch Strahlen	Sonnenbrand, Nutzung von Solarien, radioaktive Strahlung (z.B. Röntgenstrahlen)
Verbrühung	Heiße Flüssigkeiten (Wasser, Tee, Kaffee), Wasserdampf, heißes Fett

ERKENNEN

1. Grad: Gerötete Haut, Schmerzen.
2. Grad: Gerötete, geschwollene Haut, Blasenbildung, starke Schmerzen.
3. Grad: Zerstörung der Hautschichten (Nekrose, schwarzes Gewebe), Schmerzen nur noch im Randbereich, sonst schmerzlos.
4. Grad: Verkohlung von Haut und Muskelgewebe bis auf die Knochen, evtl. Bewusstlosigkeit.

Allgemein: Gefahr eines Volumenmangelschocks oder neurogenen Schocks (siehe S. 40).

HANDELN

- Brennende Person mit einer Decke oder Wasser löschen.
- Wenn möglich brennende oder beengende Kleidung, Schuhe, Schmuck etc. im Verletzungsbereich entfernen.
- Schocklagerung (siehe S. 37).
- Betroffene Hautareale mit kühlem oder kaltem (nicht eiskaltem) Wasser mindestens 20 min. kühlen. Am Körperstamm wegen der Gefahr einer Unterkühlung dosiert kühlen.
- Danach Brandwunde mit einem sterilen Verband (alternativ: mit Frischhaltefolie) locker abdecken. Wunde nicht einwickeln.
- Mit Rettungsdecke für Wärmeerhalt sorgen.
- Kleinere Brandwunden können auch mit einer kalten Kompresse, welche in ein Tuch eingeschlagen wird, versorgt werden. Brandblasen nicht öffnen.
- Je nach Grad und Ausmaß der Verbrennung/Verbrühung und Zustand des Betroffenen Arzt aufsuchen oder Notruf veranlassen.

Vorsicht beim Kühlen von großflächigen Verbrennungen oder Verbrühungen sowie bei Kleinkindern: Es besteht die **Gefahr einer Unterkühlung**.

Stark unterkühlte Patienten dürfen nur vorsichtig bewegt werden. Sonst gelangt kaltes Blut aus der Peripherie zu schnell in den zentralen Kreislauf, senkt dort die Körperkerntemperatur weiter ab und kann zu einem plötzlichen Herz-Kreislauf-Stillstand führen.

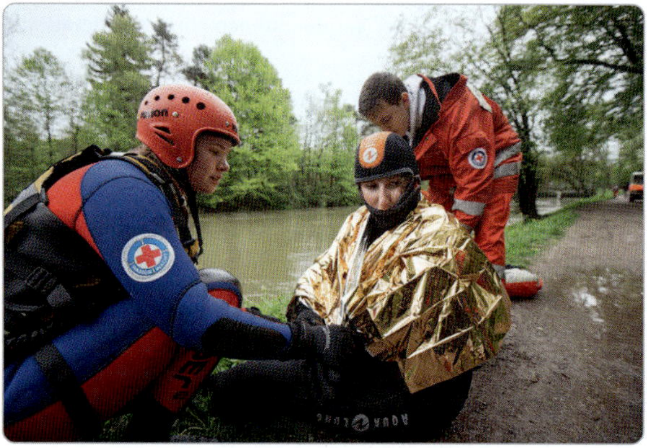

Unterkühlte Person in Rettungsdecke eingehüllt. Die silberne Innenseite reflektiert die Wärme.

Eine **Rettungsdecke** ist Inhalt von Verbandkästen nach DIN 13 164 (Kfz-Verbandkasten) und DIN 13 157 sowie DIN 13 169 (Betriebsverbandkästen). Meistens soll sie vor Kälte schützen, z. B. zur Verhinderung der Unterkühlung eines Verletzten. Dazu wird die silberne Seite, welche die Wärmestrahlung reflektiert, als Innenseite verwendet. Um bei starker Sonneneinstrahlung vor Hitze zu schützen, wird die silberne Seite als Außenseite verwendet. Sie reflektiert die Sonnenstrahlen.

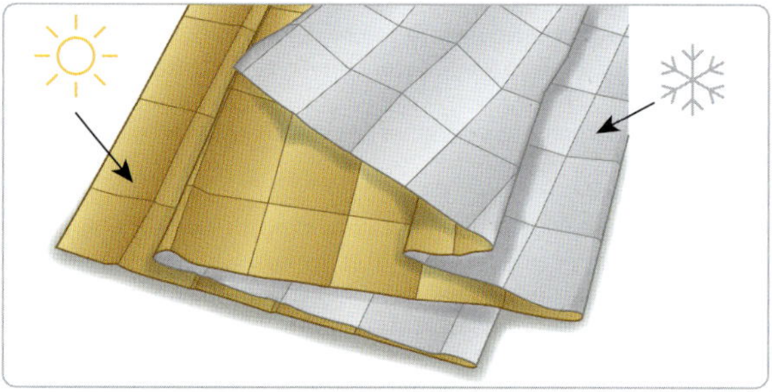

Bei „goldener Sonne" die goldene Seite zum Körper.
Bei „silbernem Schnee" die silberne Seite zum Körper.

Unterkühlung

WISSEN

Wenn betrunkene Menschen eine Nacht im Winter auf der Parkbank verbringen, denken viele richtigerweise an die Möglichkeit einer Unterkühlung. Außer Acht gelassen wird jedoch, dass auch scheinbar harmlose Situationen eine Unterkühlung hervorrufen können, z.B. wenn eine Person aufgefunden wird, die nach einem Schlaganfall leicht bekleidet eine Nacht auf dem Boden ihres Schlafzimmers bei 20 °C. verbracht hat. Je niedriger die Körperkerntemperatur sinkt, desto stärker verlangsamt sich der Zellstoffwechsel.

Die Folgen einer leichten Unterkühlung (bis ca. 34 °C Körperkerntemperatur) bilden sich meist vollständig zurück. **Tiefere Körperkerntemperaturen können aber zu ernsthaften Beeinträchtigungen der Vitalfunktionen führen.** Dann wird häufig auch eine intensivmedizinische Überwachung erforderlich. Weil Wasser die Körperwärme viel besser leitet als Luft, ist die Gefahr von Unterkühlungen für Menschen, die aus feuchter Kälte oder aus dem Wasser gerettet werden, noch größer.

ERKENNEN

Erste Zeichen der Unterkühlung: Blasse, bläulich verfärbte, kalte Haut, Schmerzen an Händen und Füßen, Zittern, schnelle, tiefe Atmung, schneller Puls, Teilnahmslosigkeit.

Mit zunehmend niedrigerer Körpertemperatur: Ausbleibendes Zittern, fehlendes Schmerzgefühl, Atemstörungen, langsamer, unregelmäßiger Puls, Bewusstseinsstörungen, Ausfall von Reflexen.

Letztes Stadium der Unterkühlung: Bewusstlosigkeit, weite, starre Pupillen, Muskellähmung bis hin zum Atem- und Kreislaufstillstand.

HANDELN

- Ziel ist eine schonende Erwärmung des Körpers. Keine Wärmflaschen, Heizlüfter o.ä. anwenden.
- Patienten flach lagern und/oder zu leichten Bewegungen motivieren.
- Wenn Pateinten draußen versorgt werden müssen: Windgeschützte Stelle aufsuchen, ggf. nasse Kleidung entfernen, Patienten mit zusätzlichen Kleidungsstücken wie Mütze, Handschuhe, Jacke und Rettungsdecke versorgen.
- Warme Getränke, z.B. Tee, Suppe und hochkalorische Nahrung, z.B. Schokolade anbieten.
- Bei Säuglingen und alten Menschen stets Notruf (veranlassen), ansonsten je nach Ausmaß der Unterkühlung.
- Bei bewusstlosen Patienten stabile Seitenlage (siehe S. 29).
- Bewusstsein und Atmung kontrollieren.

Verabreichen Sie frierenden und unterkühlten Personen keine alkoholischen Getränke. Sie erweitern die oberflächlichen Blutgefäße und verstärken dadurch den Wärmeverlust und somit die Unterkühlung.

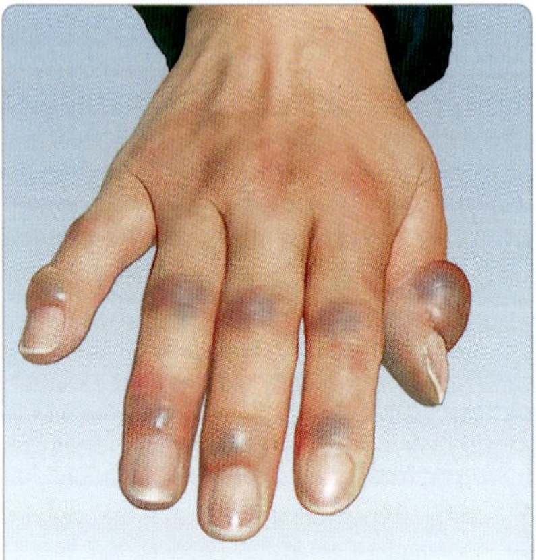

Erfrierungen, 2. Grades

Bei Erfrierungen 2. Grades kommt es zur Blasenbildung. Die Haut ist blau-rot und sehr kalt. Bei der Wiedererwärmung kommt es zu schmerzhaften Schwellungen und den sogenannten Frostbeulen.

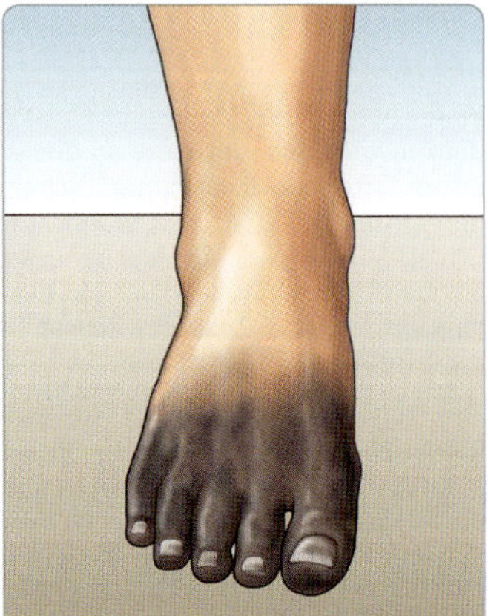

Erfrierungen, 3. Grades

Erfrierungen an den Gliedmaßen. Absterben durch mangelnde Durchblutung erfordert Amputation.

Erfrierungen an Hand und Fuß

Erfrierung

WISSEN

Bei einer Erfrierung kommt es meist zu lokalen Gewebeschäden durch Kälteeinwirkung. Seltener ist der gesamte Körper betroffen. Je nach Ausmaß der Erfrierung können die Symptome vorübergehender oder dauerhafter Natur sein. **Besonders häufig sind Zehen, Füße, Finger, Hände, Nase und Ohren betroffen.** Bewegungseingeschränkte Personen sind besonders anfällig für Erfrierungen. Oft liegt gleichzeitig eine Unterkühlung (siehe S. 113) vor. Entscheidend für den weiteren Verlauf und die Folgen der Erfrierungen sind die Gewebetemperatur sowie die Ausdehnung der Kälte in die Tiefe.

ERKENNEN

Hauptsymptome von Erfrierungen	
Erfrierung 1. Grades	Rötung
Erfrierung 2. Grades	Blasenbildung
Erfrierung 3. Grades	Abgestorbenes Gewebe (Nekrose)

Blasse, kalte Haut, später Rötung. Dabei zunächst leichtes Kribbel- und Taubheitsgefühl. Später starke Schmerzen mit Blasenbildung. Im weiteren Verlauf völlige Taubheit und Gefühllosigkeit in der betroffenen Region. Farbwechsel von blau-rot über weiß-gelb hinzu grau-schwarz abgestorbenem Gewebe (Nekrose).

HANDELN

- Patienten in warme Umgebung bringen.
- Bewegungen des Patienten vermeiden, Flachlagerung.
- Patienten zudecken (Rettungsdecke).
- Warme, süße Getränke anreichen.
- Erfrorene Stellen keimfrei abdecken und druckfrei lagern.
- Notruf.
- Bei nur leichten Erfrierungen können Betroffene z. B. ihre Hände in den Achselhöhlen wärmen.

Wie bei allen medizinischen Notfällen gilt auch bei thermischen Schäden ein absolutes Nikotin- und Alkoholverbot.

So gelangen Gifte in den Körper

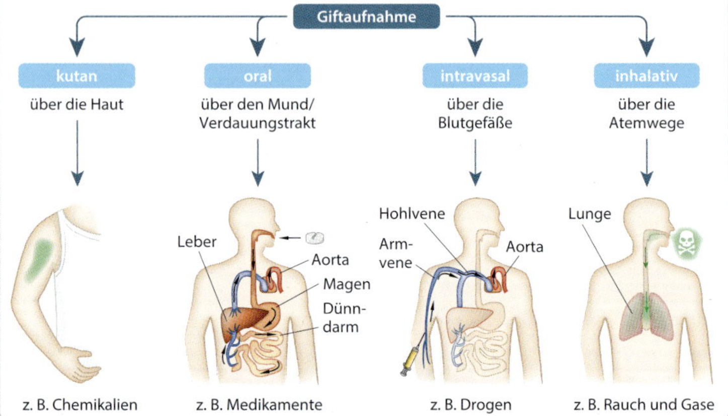

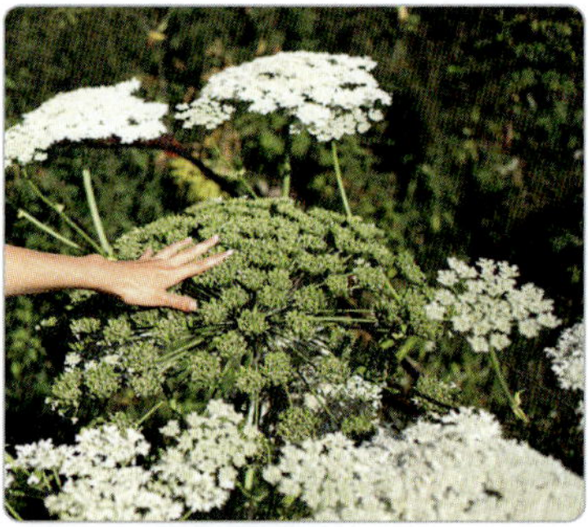

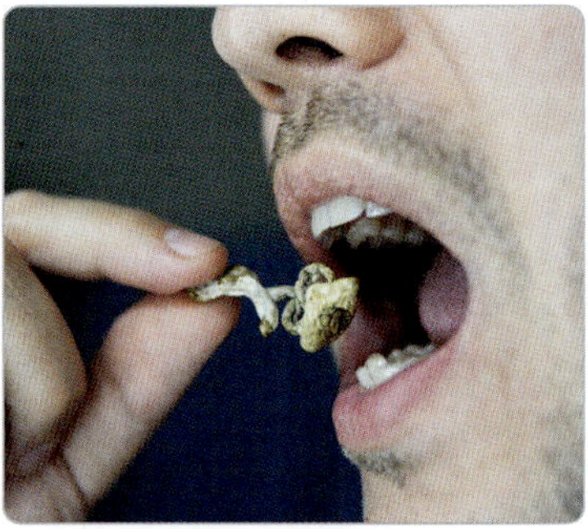

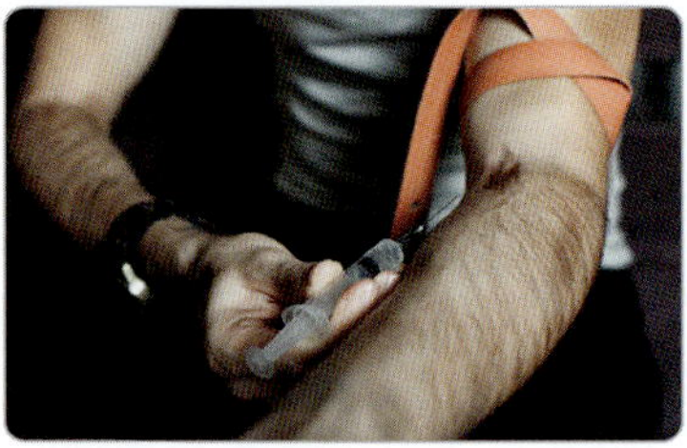

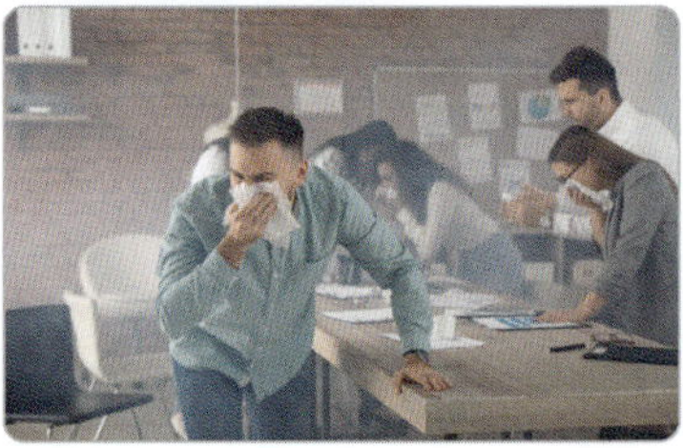

Wie sehr ein Gift den Menschen schädigt, ist abhängig von seiner Art, Menge, Konzentration und Einwirkzeit. Giftreste, Medikamentenverpackungen, Erbrochenes u. ä. sollten deshalb zwecks späterer ärztlicher Diagnostik aufbewahrt werden.

4.9 Vergiftungen und Verätzungen

Vergiftung allgemein

WISSEN

Jeder Stoff kann für den Körper giftig sein, wenn er in zu hoher Menge zugeführt wird. Dabei kommt es auf verschiedenen Wegen zur Vergiftung:

- über die Haut, z. B. Chemikalien, Insektenstiche,
- über den Verdauungsweg, z. B. Reinigungsmittel, Medikamente, Pflanzen, Nahrungsmittel,
- über den Blutkreislauf, z. B. Tierbisse, injizierte Medikamente oder
- über die Atemwege, z. B. Kohlenmonoxid.

Vergiftungsnotfälle ereignen sich bei Kindern überwiegend aus Neugier oder Leichtsinn. Bei Erwachsenen sind oft suizidale Absichten die Ursache.

ERKENNEN

Um sich einen Überblick über Art und Ausmaß einer Vergiftung zu verschaffen, sind folgende Leitfragen hilfreich:

- Was – hat der Betroffene aufgenommen?
- Wann – hat er sie aufgenommen?
- Wieviel – hat er aufgenommen?
- Womit – hat er die Substanz aufgenommen? Evtl. weitere Gifte?
- Welche – Krankheitszeichen zeigt der Betroffene?

Häufige allgemeine Symptome bei Vergiftungen sind:

- (Kopf-)Schmerzen
- Schweißausbruch
- Übelkeit, Störungen der Verdauung
- Atem- und Kreislaufstörungen. z. B. Herzrasen
- Bewusstseinsstörungen
- Psychische Störungen
- Krämpfe
- Veränderte Pupillenreaktion und -größe
- Schock (siehe S. 37)

HANDELN

- Eigenschutz beachten: Einmalhandschuhe tragen. Wenn nötig, sich selbst und Betroffene aus dem Gefahrenbereich heraus begeben.
- Bewusstsein und Atmung prüfen.
- Ggf. stabile Seitenlage (siehe S. 29).
- Kontakt mit einem Giftinformationszentrum (siehe Umschlag) aufnehmen.
- Ggf. Notruf

Um ein Ersticken an Erbrochenem nicht zu provozieren, sollte das Erbrechen bei Personen mit einer mutmaßlichen Vergiftung nicht aktiv herbeigeführt werden.

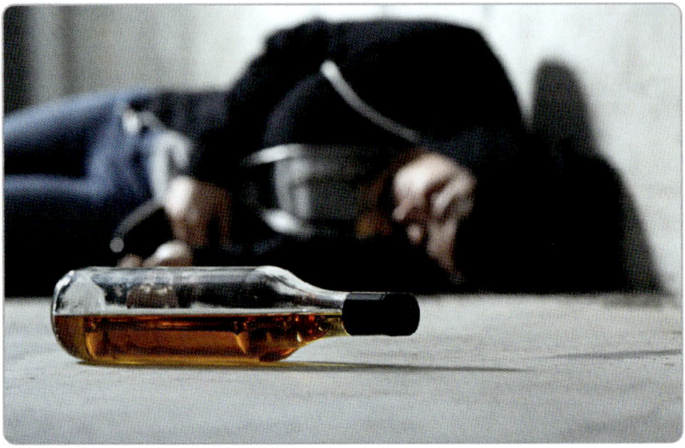

Alkohol kann durch seine dämpfende Wirkung auf das zentrale Nervensystem zu lebensgefährlichen Situationen führen.

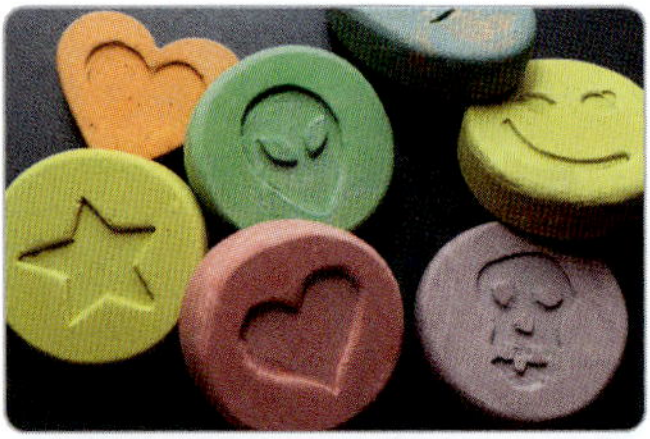

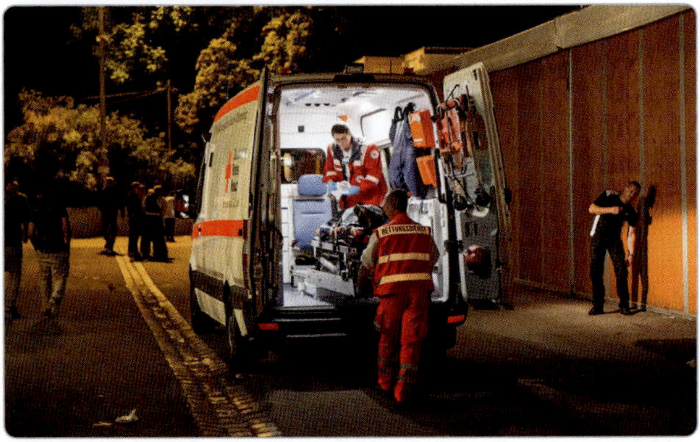

Alles so schön bunt hier! Bis Ecstasy mit Gehirnschäden, Nierenversagen und Herzproblemen das Leben ergrauen lässt.

Vergiftung mit Alkohol

WISSEN

Auch wenn Alkohol in unserer Gesellschaft ein akzeptiertes Rauschmittel ist, wirkt er sich überaus negativ auf geistige und körperliche Fähigkeiten aus. Eine schnelle Aufnahme vorausgesetzt, sind bereits ca. 100 g Alkohol (etwa zwei Flaschen Wein) lebensgefährlich für einen erwachsenen Menschen. **Je jünger der Mensch, desto niedriger die gefährliche Dosis.**

ERKENNEN

Atemalkoholgeruch, verwaschene Sprache, Gleichgewichtsstörungen, gerötete Gesichtsfarbe, beschleunigte Atmung, evtl. Hyperventilation (siehe S. 61) oder Erbrechen. Zunächst allgemeine Erregung oder Aggression, später Apathie und Bewusstseinsstörungen bis hin zur Bewusstlosigkeit.

HANDELN

- Bewusstsein und Atmung prüfen.
- Da Alkohol in großen Mengen häufig Erbrechen auslöst, den bewusstlosen Betroffenen vorsorglich in stabiler Seitenlage lagern.
- Bei Bewusstlosigkeit: Notruf.
- Ggf. lebensrettende Sofortmaßnahmen (siehe S. 8) durchführen.
- Patienten mit Decken o. ä. vor einer Unterkühlung schützen. Wenn möglich mit Gesprächen wach halten.

Vergiftung mit Aufputschmitteln und Halluzinogenen

WISSEN

Die sog. „Partydroge" Ecstasy (auch XTC) wird meist in Tabletten- oder Kapselform konsumiert. Sie besteht aus mehreren Wirkstoffen wie z. B. Amphetaminen oder Koffein sowie weiteren Substanzen. **Was genau in dem jeweiligen Präparat enthalten ist, erfährt der Konsument meist nicht.** Dies erschwert auch im Krankenhaus oftmals die therapeutischen Maßnahmen. Die Droge Ecstasy hat, wie auch andere Aufputschmittel und Halluzinogene, ein hohes Schädigungs- und Suchtpotential.

ERKENNEN

Glücks- und Entspannungsgefühle, optimiertes Körperempfinden, verbessertes Wahrnehmungsvermögen, erhöhte Ausdauer und Leistungsfähigkeit, Nervosität, Hyperaktivität, Übelkeit, Zittern, Schwitzen, Herzrasen, weite Pupillen, Selbstüberschätzung, Panikreaktionen, Halluzinationen, Depressionen, Nieren- und Leberversagen, Kreislaufstillstand.

HANDELN

- Betroffene in eine ruhige, reizarme Umgebung bringen.
- Beengende, wärmende Kleidung entfernen.
- Schocklagerung.
- Wenn der Betroffene bei Bewusstsein ist, Wasser trinken lassen.
- Bei Bewusstlosigkeit: Stabile Seitenlage.
- Notruf.

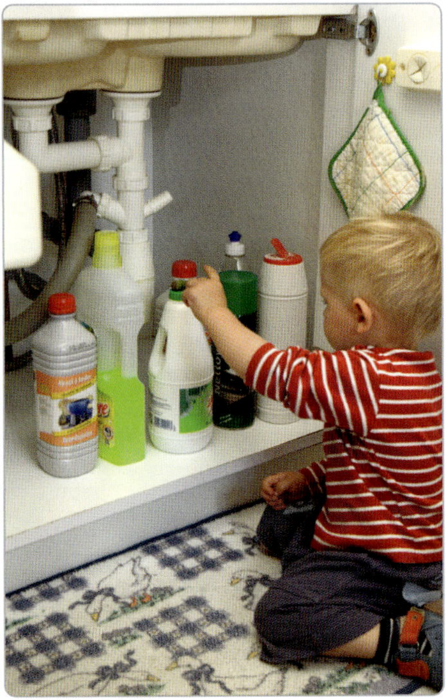

GHS-Gefahrensymbol: Giftig

So beugen Sie Vergiftungsnotfällen im Haushalt vor:
- Beim Kauf von Haushaltsmitteln auf einen kindersicheren Verschluss achten.
- Haushaltsmittel kindersicher aufbewahren.
- Haushaltsmittel/Chemikalien nicht umfüllen sondern stets in der Originalverpackung aufbewahren.
- Medikamente in einem abschließbaren Schrank aufbewahren.
- Alte Medikamente und Haushaltsmittel/Chemikalien entsorgen (Apotheke, Sondermüll-Entsorgungsstelle).

Vergiftung mit Haushaltsmitteln/Schaumbildnern

WISSEN

Die Gefahr, die von Haushaltsmitteln und anderen Chemikalien ausgeht, besteht nicht nur in ihrem Vergiftungspotenzial, sondern auch in der Tatsache, dass sie oftmals bei Kontakt mit Schleimhaut, Speichel und Verdauungssäften Schaum bilden, der die Atemwege verlegt. Vergiftungen mit Pflanzenschutz- und Waschmitteln, Spülmaschinen-Tabs und WC-Reinigern betreffen überwiegend Kinder, die sich in einem unbeobachteten Moment unwissend und neugierig an nicht sicher verschlossenen Schränken und Behältern zu schaffen machen.

ERKENNEN

Magenbeschwerden, Übelkeit, (Schaum-)Erbrechen, Hustenreiz, Kopfschmerzen, evtl. Schaum in Mund und Rachen.

HANDELN

Bei Vergiftungen und Verdachtsfällen bieten **Giftinformationszentren** (siehe Übersicht im hinteren Umschlag) telefonische ärztliche Beratung für Laien und Fachkräfte. Die Zentren sind rund um die Uhr besetzt. Die Experten schätzen die Situation und die Risiken aufgrund der Angaben des Anrufers ein und geben ihm konkrete Handlungsanweisungen im Notfall sowie weitere diagnostische und therapeutische Empfehlungen.

- Giftaufnahme stoppen.
- Bewusstsein und Atmung prüfen, ggf. lebensrettende Maßnahmen (siehe S. 27) durchführen.
- Notruf.
- Eingenommene Substanz sicherstellen und Kontakt mit einem Giftinformationszentrumaufnehmen aufnehmen (siehe Umschlag).
- Der Patient soll sich wenig bewegen um eine Anregung des Kreislaufs und die damit verbundene Giftverteilung im Körper zu vermeiden.
- Kein Erbrechen herbeiführen.

Grundsätzlich gilt: Wenn der Patient bei klarem Bewusstsein ist, kann das Trinken von Wasser das Gift verdünnen. Wenn jedoch der Verdacht besteht, dass die eingenommene Substanz Schaum bilden könnte, darf er auf keinen Fall etwas trinken!

Giftige Pilze

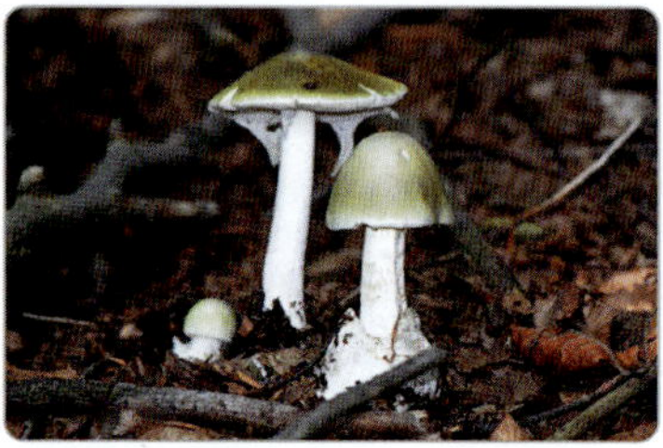

grüner Knollenblätterpilz

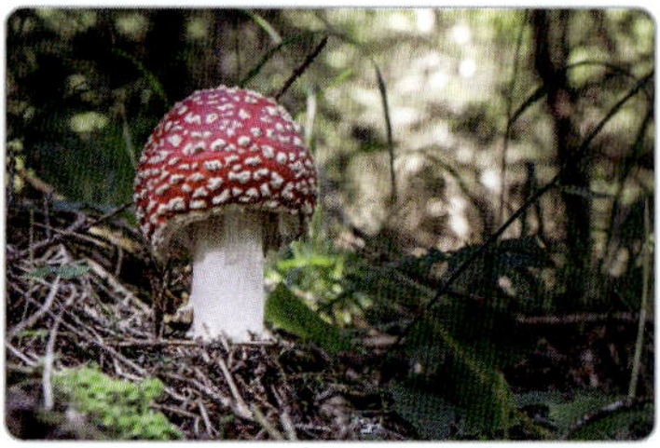

Fliegenpilz

Giftige Pflanzen

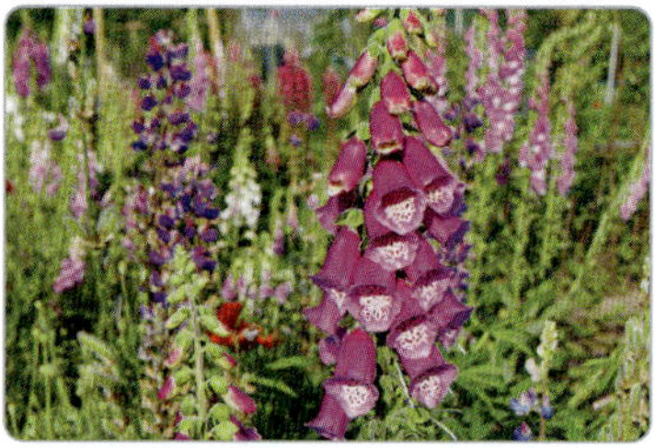

Fingerhut

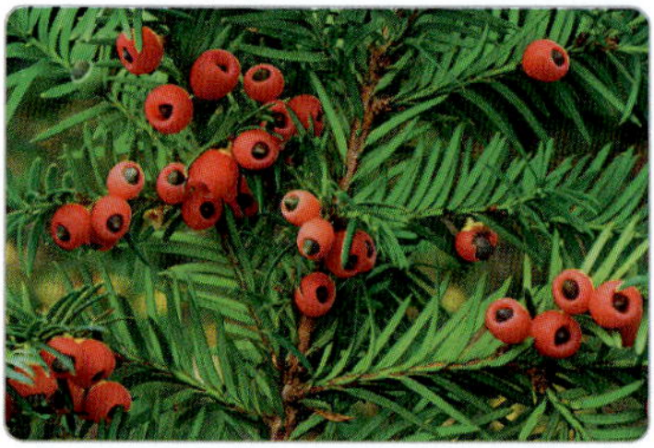

Eibe

Giftige Beeren

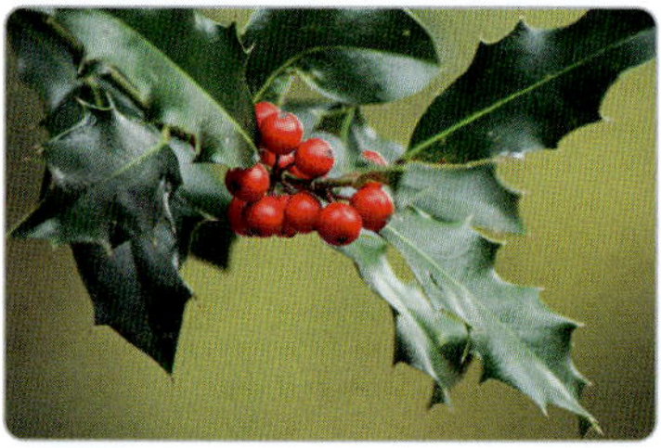

Stechpalme

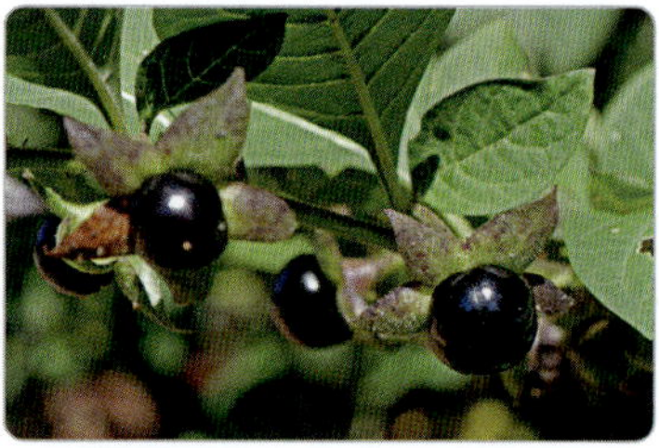

Tollkirsche

Der Verzehr giftiger Pflanzen führt zu schweren Vergiftungserscheinungen, die bis zum Herz-Kreislauf-Stillstand führen können. Besonders Kinder sind gefährdet. Prüfen Sie Bewusstsein und Atmung und leiten Sie ggf. lebensrettende Maßnahmen ein. Halten Sie den Patienten wach, wenn er bei Bewusstsein ist. Veranlassen Sie den Notruf und holen Sie sich zeitnah Rat bei einem Giftinformationszentrum (siehe Umschlag).

Vergiftung mit Lebensmitteln und Pflanzen

WISSEN

Dass man von einer aufgeblähten Konservendose besser die Finger lässt, dürfte sich herumgesprochen haben. Wenn aber Bauchschmerzen und Durchfall Beschwerden bereiten, ist man oft unsicher: War es das Tiramisu vom Vortag? Oder die Pilzsuppe, die ich mir heute nach dem Pilze suchen selbst zubereitet habe?

Eine Lebensmittelvergiftung ist keine Lebensmittelinfektion. Eine **Lebensmittelvergiftung** führt zu einer Entzündung des Magen-Darm-Trakts (Gastroenteritis). Sie wird verursacht durch den Verzehr von Nahrungsmitteln, die giftige (toxische) Inhaltsstoffe enthalten. Die Giftstoffe sind entweder natürlicher Bestandteil des verzehrten Lebensmittels (z. B. bestimmte Pilzarten) oder sie kontaminieren das Lebensmittel von außen (z. B. Pestizidreste auf Nahrungsmitteln).

Bei einer **Lebensmittelinfektion** gelangen die Krankheitserreger (z. B. Salmonella-Bakterien) über die Nahrung in den Verdauungstrakt, wo sie sich vermehren und erst dann Giftstoffe freisetzen. Dadurch werden typische Beschwerden hervorgerufen. Häufige Träger solcher Krankheitserreger sind Fleisch, Geflügel, Fisch und rohe Eier. Die Symptome beider Notfälle ähneln sich.

ERKENNEN

Übelkeit, Erbrechen, akuter Durchfall, Bauchkrämpfe, Schweißausbruch, Fieber, Kopfschmerzen, Herzrhythmusstörungen, evtl. Anzeichen eines Schocks.

HANDELN

- Lagerung mit angewinkelten Beinen.
- Hilfe leisten beim Erbrechen (siehe S. 71).
- Getränke anbieten, bevorzugt gesüßten Tee oder Elektrolytlösung aus der Apotheke.
- Wenn Bewusstsein oder Atmung gestört sind: Notruf.
- Bei Babys, Kleinkindern, Schwangeren und alten Menschen sowie bei blutigem Durchfall oder wenn die Beschwerden länger als drei Tage anhalten, ist stets ein Arzt aufzusuchen.

Medikamente gegen Durchfall lindern zwar die Symptome einer Lebensmittelvergiftung, sie halten dadurch jedoch auch den Erreger im Verdauungstrakt zurück. Solche Medikamente sollten deshalb im Notfall nicht verabreicht werden.

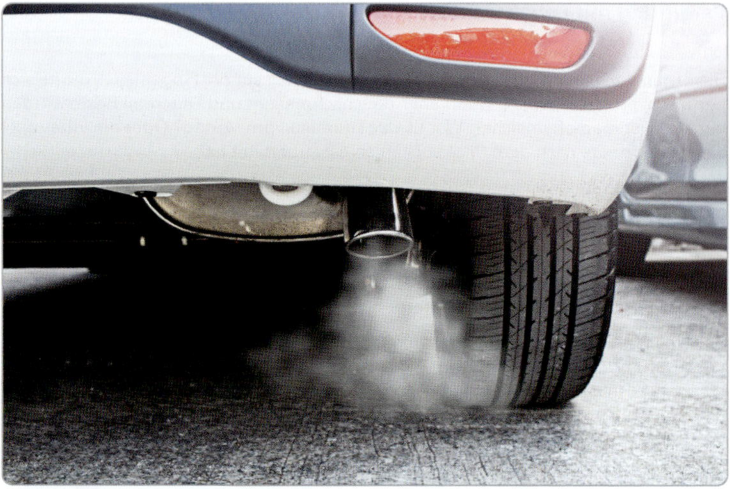

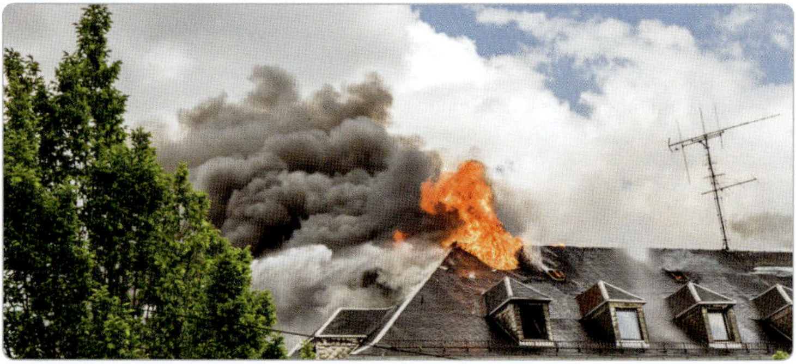

Autoabgase und Rauch enthalten Kohlenmonoxid. Es verdrängt den Sauerstoff im Blut und verursacht Atemnot bis hin zum Atemstillstand.

Vergiftung mit Kohlenmonoxid

WISSEN

Das Gas Kohlenmonoxid ist farb- und geruchlos. Es kommt in Abgasen von Kraftfahrzeugen, bei Bränden im Rauch des Feuers und beim Betrieb defekter Gasherde vor. **Das Gas verdrängt den Sauerstoff im Blut**, indem es die Sauerstoff-Rezeptoren an den roten Blutkörperchen besetzt. Sauerstoffmangel im gesamten Körper und Atemnot sind die Folge.

ERKENNEN

Die Krankheitszeichen steigern sich mit zunehmender Anzahl der besetzten Sauerstoff-Rezeptoren.

Zunächst leichte Kopfschmerzen, Übelkeit, Atemnot bei Belastung. Danach starke Kopfschmerzen, Übelkeit, Atemnot im Ruhezustand und Schwindel. Zuletzt Bewusstlosigkeit bis hin zum Atem- und Kreislaufstillstand.

HANDELN

- Eigenschutz beachten und keine brennenden oder verrauchten Räume betreten.
- Notruf.
- Patienten an die frische Luft bringen und evtl. brennende Kleidung vom Körper entfernen (siehe S. 111).
- Oberkörperhochlagerung.
- Zum Atmen in normaler Frequenz und Tiefe auffordern.
- Bewusstsein und Atmung kontrollieren, ggf. lebensrettende Maßnahmen (siehe S. 27) durchführen.

Suizidversuch mit Kohlenmonoxid

Eine Variante des Suizids besteht in der absichtlichen Vergiftung mit Kohlenmonoxid durch das Einatmen von Kraftfahrzeugabgasen. Wenn der Betroffene ansprechbar ist, signalisieren Sie ihm Ihre Hilfs- und Gesprächsbereitschaft ohne dabei den Suizidversuch zu thematisieren. Drängen Sie den Patienten nicht. Bauen Sie eine Vertrauensbasis auf, indem Sie den Kreis der Helfer möglichst klein halten. Rufen Sie den Rettungsdienst und weisen Sie auf die Notwendigkeit eines Notfallseelsorgers hin.

Denken Sie manchmal daran, sich das Leben zu nehmen? Sprechen Sie mit anderen darüber. Hilfe erhalten Sie außerdem rund um die Uhr bei der Telefonseelsorge unter der Rufnummer 0800 1110111 oder 0800 1110222. Weitere Hilfsangebote finden Sie unter www.suizidprophylaxe.de.

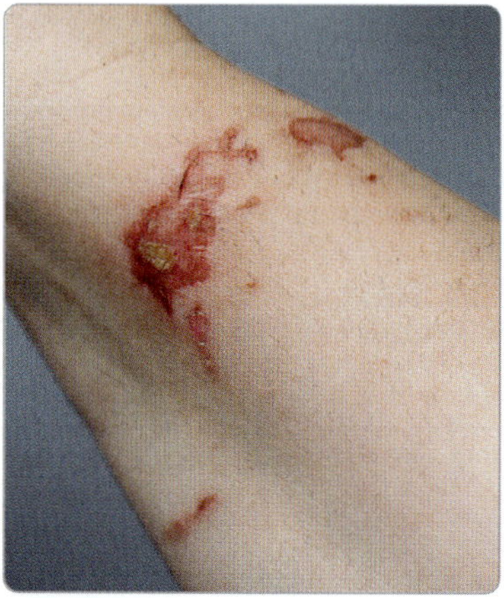

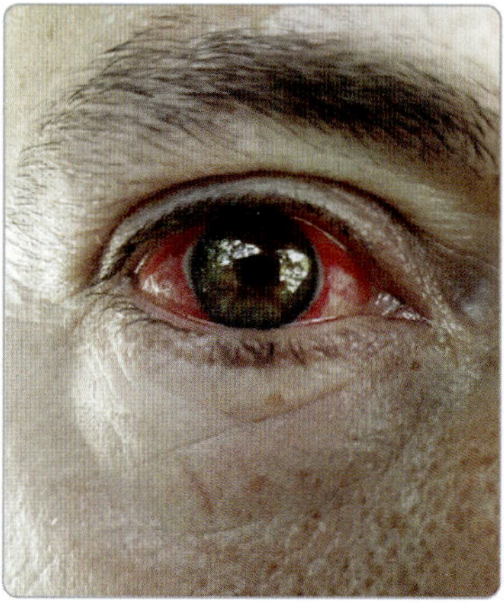

Verätzung der Haut und des Auges

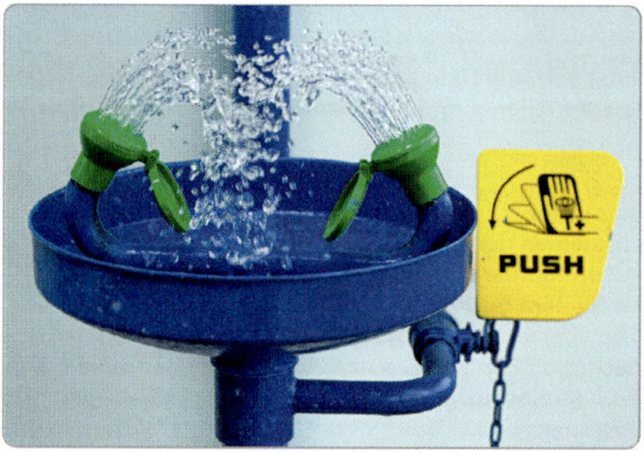

Bei einer Verätzung muss das betroffene Auge sofort mit viel Wasser gespült werden.

GHS-Gefahrensymbol: Ätzend

Verätzungen

WISSEN

Notfälle durch Säuren, Laugen, Reinigungs- und Lösungsmitteln sowie andere Chemikalien ereignen sich am Häufigsten im beruflichen Umfeld von Industrie und Handwerk.

Säuren und Laugen schädigen Haut und Schleimhäute. Manchmal sind auch die Augen betroffen. Die Gewebeschäden ähneln denen einer Verbrennung, entwickeln sich jedoch meist langsamer. Das Ausmaß der Schädigung hängt von der Menge und Konzentration der schädigenden Substanz ab sowie von deren Ausdehnung und Kontaktdauer auf Haut oder Schleimhaut.

Bei Verätzungen durch Säuren dringt die ätzende Flüssigkeit nicht so tief ins Gewebe ein, weil die Säure zu einer Gerinnung und Verklumpung der Zelleiweiße führt. Laugen hingegen verflüssigen das Gewebe, so dass diese in tiefere Gewebeschichten vordringen können.

ERKENNEN

- Haut: Gerötete, brennende Haut, evtl. Schorf- oder Blasenbildung, evtl. blutende Wunde, Schmerzen.
- Auge: Gerötetes und brennendes Auge, starke Schmerzen, vermehrter Tränenfluss, verschwommenes Sehen.
- Verdauungstrakt: Schluckbeschwerden, Schmerzen im Brustbereich (Speiseröhre) und Bauch (Magen, Darm), starker Speichelfluss, Übelkeit, Erbrechen.

HANDELN

- Eigenschutz und Fremdschutz beachten. Handschuhe tragen und diese nach der Hilfeleistung sicher entsorgen.
- Notruf.
- Atmung und Bewusstsein kontrollieren.
- Auf Anzeichen eines Schocks (siehe S. 37) achten.
- Substanzreste sicherstellen.
- Kontakt mit einem Giftinformationszentrum (siehe Umschlag) aufnehmen.
- Haut: Mit reichlich Wasser oder Kochsalzlösung 10-20 min. lang spülen. Verätzte Kleidung unter reichlich fließendem Wasser entfernen. Betroffene Areale mit sterilem Verbandmaterial abdecken.
- Auge: Mit reichlich Wasser oder Kochsalzlösung 10-20 min. lang von innen nach außen spülen. Den Kopf so halten, dass das Wasser nicht über die Nasenwurzel zum anderen Auge fließt. Danach beide (!) Augen verbinden.
- Verdauungstrakt: Kein Erbrechen provozieren. Wenn keine Schluckbeschwerden vorliegen: Zwecks Verdünnung kleine Schlucke stilles Wasser zu trinken geben.

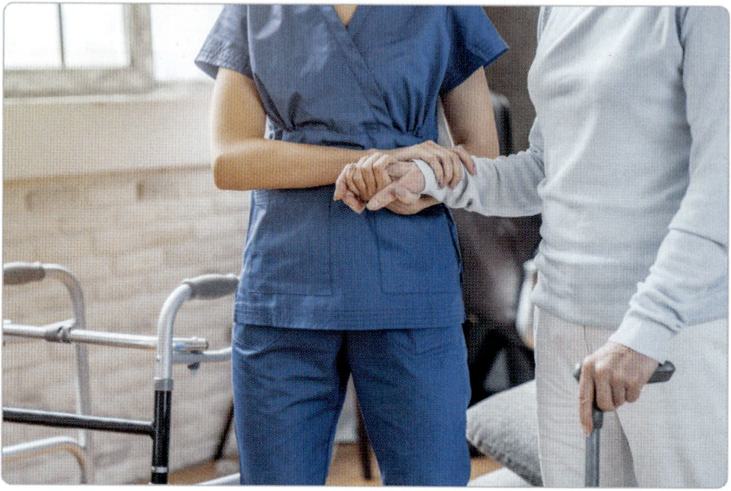

Variante 1

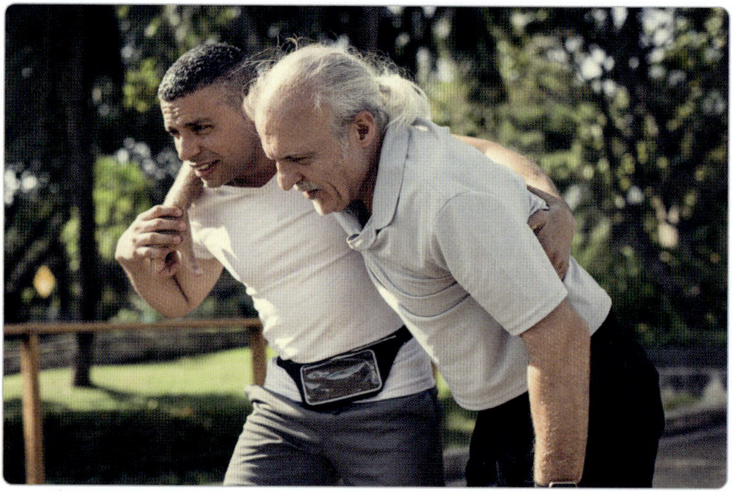

Variante 2

5 Patienten transportieren

WISSEN

So verschieden die Notfälle, so verschieden sind die Orte, an denen sie passieren. Grundsätzlich gilt: Bewegen Sie Patienten nicht unnötig und belassen Sie sie wenn möglich am Auffindeort. In äußerst unwegsamem Gelände jedoch, oder wenn Gefahr für Sie oder den Patienten besteht, müssen Sie sich mit ihm aus der Gefahrenzone begeben. Für den Patiententransport gibt es verschiedene Vorgehensweisen.

Achten Sie dabei auf eine rückenschonende Vorgehensweise, indem Sie mit möglichst geradem Rücken agieren. Bewegen Sie Gewichte nah am Körper und verdrehen Sie die Wirbelsäule beim Heben und Tragen nach Möglichkeit nicht.

5.1 Patienten beim Gehen unterstützen

WISSEN

Wenn es dem Patienten möglich ist und keine anderen Gründe dagegen sprechen, sollte er mit Unterstützung selbstständig gehen. Andernfalls können Sie wie folgt behilflich sein:

HANDELN

Variante 1

- Positionieren Sie sich seitlich vom Patienten (ggf. auf seiner schwächeren/verletzten Seite).
- Der Patient winkelt seinen Arm um 90° an und ergreift Ihre Hand.
- Unterstützen Sie den Unter- oder Oberarm des Patienten mit Ihrer zweiten Hand.
- Gehen Sie im Tempo des Patienten.
- Kündigen Sie Stufen und Unebenheiten an.

Variante 2

- Positionieren Sie sich seitlich vom Patienten (ggf. auf seiner schwächeren/verletzten Seite).
- Legen Sie den Ihnen zugewandten Arm des Patienten über Ihre Schulter und halten Sie seine Hand.
- Greifen Sie mit Ihrem anderen Arm um den Rücken des Patienten.
- Gehen Sie im Tempo des Patienten.
- Kündigen Sie Stufen und Unebenheiten an.

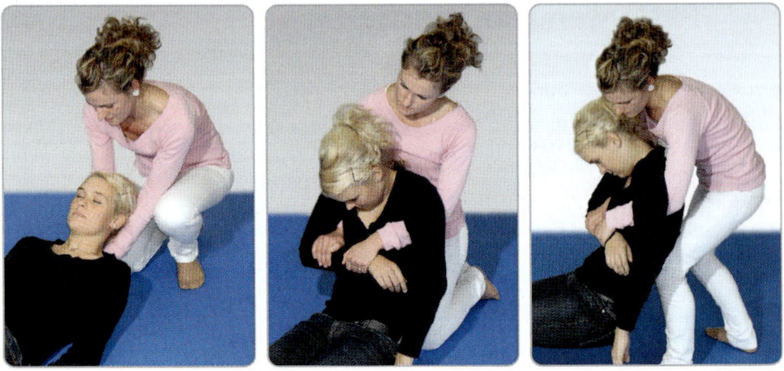

Transport mit dem Rautek-Rettungsgriff

Der Rautek-Rettungsgriff kann die Kräfte eines Ersthelfers überschreiten. Probieren Sie einmal die Anwendung des Griffs (an einer leichten Person) aus, um die Belastung besser einschätzen zu können.

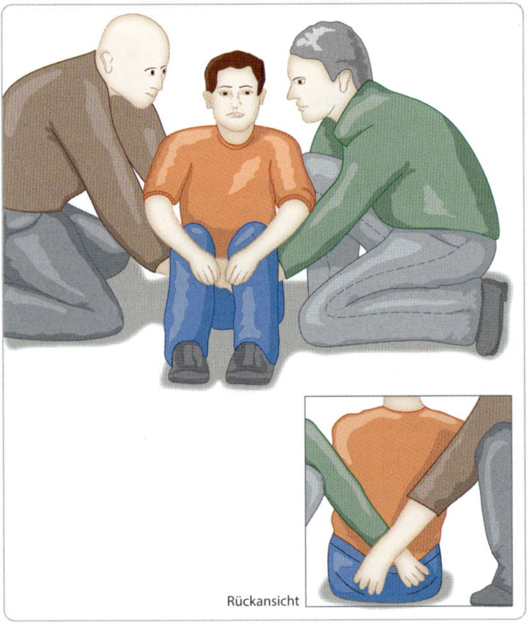

Vier-Hände-Griff

5.2 Rautek-Rettungsgriff

WISSEN

Der Rautek-Griff sollte nur zur Rettung aus der unmittelbaren Gefahrenzone und für den Transport auf kurzen Strecken angewendet werden, wenn keine anderen Transportmöglichkeiten bestehen. Er wird deshalb meist bei bewusstlosen Patienten angewendet. Der Rautek-Griff belastet die Wirbelsäule des Helfers.

HANDELN

- Knien Sie sich hinter den liegenden Patienten.
- Greifen Sie unter dessen Schultern und setzen Sie ihn auf.
- Mit den Händen unter den Achseln des Patienten hindurchgreifen, einen seiner Unterarme umfassen und quer vor dessen Oberkörper legen. Alle Finger, auch die Daumen, umfassen dabei den Unterarm von oben.
- Richten Sie sich aus den Knien heraus auf, verlagern Sie Ihr Körpergewicht vorsichtig nach hinten und ziehen Sie den Verletzten aus dem Gefahrenbereich. Der Patient wird dabei auf den Oberschenkeln des Helfers weggeschleift.
- Achten Sie darauf, dass Ihr Rücken beim Transport möglichst gerade bleibt.
- Wenn möglich, kann ein zweiter Helfer den Patienten von der Seite her an den Kniekehlen umfassen und so die Beine tragen.

5.3 Vier-Hände-Griff

WISSEN

Diese sitzende Transportmethode eignet sich, wenn zwei Helfer zur Verfügung stehen.

HANDELN

- Die Helfer hocken sich links und rechts neben den sitzenden Patienten.
- Sie kreuzen ihre Arme hinter dem Rücken des Patienten und greifen dort in seinen Hosenbund.
- Mit den anderen Händen greifen sie unter den Knien hindurch und umfassen gegenseitig ihre Handgelenke.
- Heben Sie den Patienten nun gleichzeitig und mit geradem Rücken langsam an. Drücken Sie dabei Ihre Unterarme fest gegen die angewinkelten Oberschenkel des Patienten.

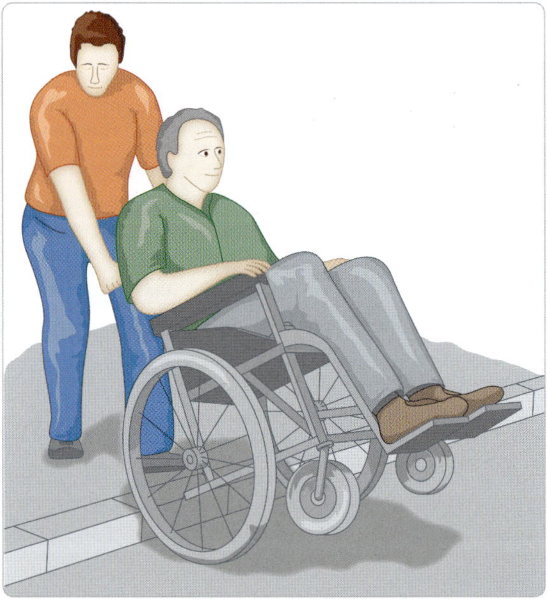

Die Bordsteinkante hinauf.

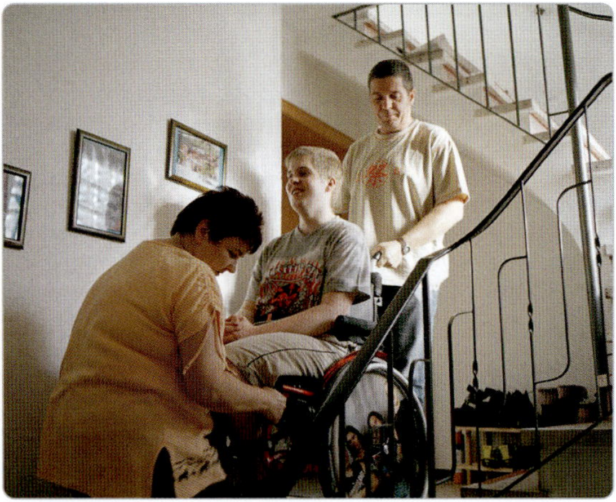

Die Treppe hinab.

5.4 Transport mit dem Rollstuhl

WISSEN

Oft ist die Nutzung eines Hilfsmittels zum Transport eines Patienten für alle Beteiligten angenehmer und schonender. Notfallpatienten, die ohnehin auf einen Rollstuhl angewiesen oder mit dessen Handhabung vertraut sind, sollten in ihm belassen und mit ihm transportiert werden. Möchte der Patient den Rollstuhl selbst fortbewegen, sollte dies durch den Ersthelfer akzeptiert werden. Bordsteinkanten oder Treppen können jedoch oft nur mit fremder Hilfe überwunden werden.

HANDELN

Die Bordsteinkante hinauf

- Schieben Sie den Rollstuhl rückwärts mit den Hinterrädern bis an die Bordsteinkante.
- Stellen Sie sich hinter den Rollstuhl und umfassen Sie die Handgriffe mit festem Griff.
- Heben Sie die Vorderräder an, indem Sie mit einem Fuß auf die Kippstütze treten.
- Ziehen Sie daraufhin den Rollstuhl über die Hinterräder die Bordsteinkante hinauf.
- Um die Bordsteinkante hinab zu gelangen, wird die Technik in umgekehrter Form angewandt.

Die Treppe hinab

- Am besten hilft hierzu eine zweite Person.
- Schieben Sie den Rollstuhl vorwärts mit den Vorderrädern bis an die oberste Treppenstufe.
- Umfassen Sie die Handgriffe mit festem Griff.
- Heben Sie die Vorderräder an, indem Sie mit einem Fuß auf die Kippstütze treten.
- Lassen Sie den Rollstuhl nun vorsichtig über die Hinterräder vorsichtig eine Stufe hinab.
- Die zweite Person geht voran und stabilisiert den Vorgang, indem sie den Rollstuhl mit beiden Händen oberhalb der Vorderräder greift.
- Um die Treppe hinauf zu gelangen, wird die Technik in umgekehrter Form angewandt.

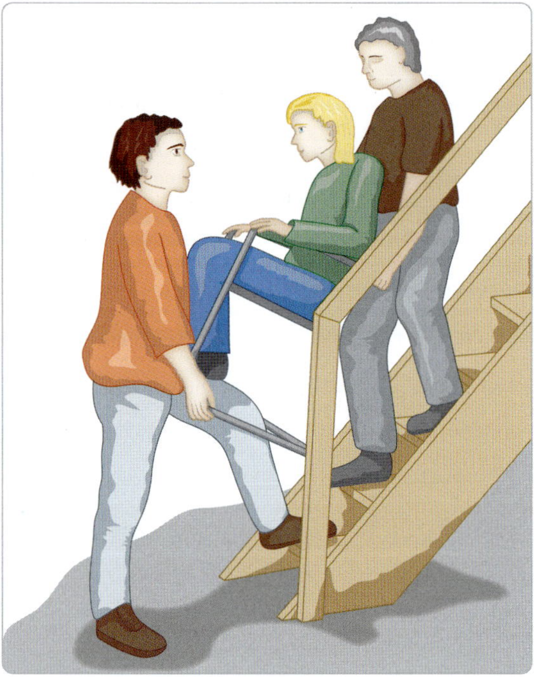

Transport mit dem Armlehnstuhl (Variante 2).

5.5 Transport mit dem Armlehnstuhl

WISSEN

In Notfällen stellt das Treppenhaus nicht selten das „Nadelöhr" des Patiententransports dar. Mit zwei starken Helfern und einem stabilen Armlehnstuhl lässt sich das Problem lösen.

HANDELN

- Patienten Platz nehmen lassen und anweisen, die Armlehnen des Stuhls zu umfassen. Keinesfalls darf er „mithelfen", indem er sich am Treppengeländer oder an den Helfern festhält. Beides kann zum Treppensturz aller Beteiligten führen.

Variante 1

- Die Helfer stehen links und rechts neben dem Stuhl.
- Beide Helfer umfassen mit einer Hand das Gestänge des Stuhls im Bereich der Rückenlehne, mit der anderen die vorderen Stuhlbeine.
- Sie richten sich nun gleichzeitig mit der Kraft ihrer Beine auf und heben somit den Stuhl an.

Variante 2

- Transportieren Sie Patienten immer vorwärts, d. h. in Blickrichtung des Patienten.
- Beim Transport in engen Treppenhäusern: Der erste Helfer steht hinter dem Stuhl und umfasst das Gestänge links und rechts im Bereich der Rückenlehne.
- Der zweite Helfer steht rückwärts vor dem Stuhl und umfasst mit seinen Händen die vorderen Stuhlbeine. Er geht rückwärts die Treppe zuerst hinab.

6 Rechtliche und strukturelle Rahmenbedingungen

6.1 Erste Hilfe im Alltag

Notfälle sind naturgemäß unvorhersehbar, oft seelisch belastend und darüber hinaus äußerst vielfältig in ihrem Erscheinungsbild. Darum haben viele Menschen Angst etwas falsch zu machen. Sie sehen dann lieber weg, anstatt zu helfen. Dabei kann man eigentlich keine Fehler bei der Ersten Hilfe machen. Außer – nichts zu tun. Wer im Notfall nichts tut, der kann bestraft werden.

> Strafgesetzbuch (StGB)
> § 323c Unterlassene Hilfeleistung; Behinderung von hilfeleistenden Personen
> (1) Wer bei Unglücksfällen oder gemeiner Gefahr oder Not nicht Hilfe leistet, obwohl dies erforderlich und ihm den Umständen nach zuzumuten, insbesondere ohne erhebliche eigene Gefahr und ohne Verletzung anderer wichtiger Pflichten möglich ist, wird mit Freiheitsstrafe bis zu einem Jahr oder mit Geldstrafe bestraft.
> (2) Ebenso wird bestraft, wer in diesen Situationen eine Person behindert, die einem Dritten Hilfe leistet oder leisten will.

Die Angst vor Strafe ist in aller Regel völlig unbegründet. Denn wer handelt in einer Notsituation schon grob fahrlässig, indem er den Betreffenden wissentlich „links liegen lässt"? Wer würde einem Hilfsbedürftigen mit Absicht durch aktives Handeln schaden? Wer mit „gesundem Menschenverstand" an die Sache herangeht, hat niemals etwas zu befürchten. Ganz im Gegenteil. Der Dank der betroffenen Person ist ihm sicher.

DANKSAGUNG

Wir möchten uns von ganzem Herzen bei der unbekannten jungen Frau bedanken, die unseren Mitarbeiter, der mit einer Lungenembolie kollabiert war, in Hamburg mit Erste-Hilfe-Maßnahmen stabilisierte, einen Krankenwagen rief und solange wartete, bis dieser eintraf.

Nach der Notaufnahme im Krankenhaus und einer Rehabilitation ist unser Mitarbeiter wieder gesund und munter unter uns.

Ab sofort führen wir in allen Städten, in denen wir Mitarbeiter haben, jährlich Erste-Hilfe-Kurse am Arbeitsplatz durch – verbunden mit der Hoffnung, unseren Mitmenschen in Not jederzeit qualifiziert helfen zu können.

HT, Hamburg

Und wenn ein Ersthelfer bei der Hilfeleistung einen Fehler begeht? Auch hier gilt: Wenn er diesen Fehler nicht in der Absicht begeht, den Zustand des Betroffenen zu verschlechtern, sondern nach bestem Wissen handelt, dann kann er weder für zugefügte Körperverletzungen (z.B. durch eine ungeeignete Lagerung) noch für eventuelle Sachbeschädigungen (z.B. zerrissene Kleidung) haftbar gemacht werden.
Was geschieht, wenn sich ein Ersthelfer im Rahmen seiner Hilfeleistung selbst verletzt oder geschädigt wird? Im Rahmen der Ersten Hilfe ist jeder Ersthelfer beitragsfrei im Rahmen der **Deutschen Gesetzlichen Unfallversicherung** (DGUV) gegen erlittene Körper- und Sachschäden versichert. Ersatzleistungen können durch den Geschädigten bei dem örtlich zuständigen Unfallversicherungsträger beantragt werden.

6.2 Erste Hilfe in Kindertagesstätten

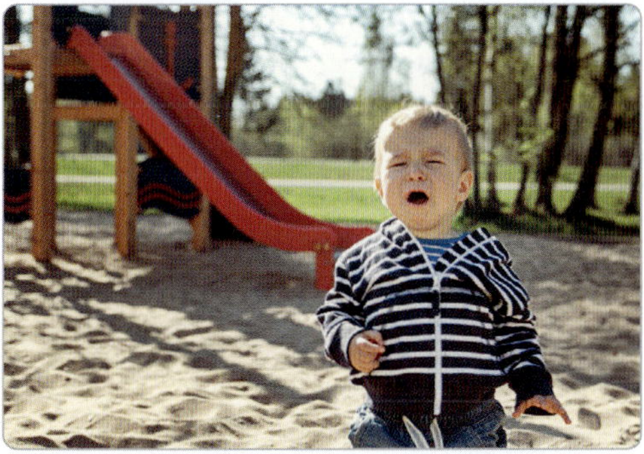

Nach § 14 im SGB VII haben die Träger der Unfallversicherungen für eine wirksame Erste Hilfe in Einrichtungen zu sorgen, in denen Kinder betreut werden. Es gelten besondere Regeln im Hinblick auf die zu treffenden Voraussetzungen und Maßnahmen bei der Versorgung im Falle eines Unfalls. Ggf. sind spezifische Regelungen der jeweiligen Bundesländer zu berücksichtigen.

Voraussetzungen

- Jede Kindertagesstätte muss über eine ausreichende Anzahl von ausgebildeten Erste Hilfe Kräften verfügen. Pro Kindergruppe muss mindestens eine pädagogische Fachkraft zur Ersthelferin ausgebildet sein (vgl. § 26 DGUV, Vorschrift 1). Eine Unterweisung in „Lebensrettende Sofortmaßnahmen am Unfallort" für Führerscheinbewerber reicht nicht aus. Die Kenntnisse zur Ersten Hilfe müssen in der Regel alle zwei Jahre durch eine Fortbildung erneuert werden.
- Die Kosten für die Aus- und Fortbildungen trägt der Unfallversicherungsträger.
- Jede Einrichtung muss über ein Telefon verfügen welches während der Öffnungszeiten frei zugänglich ist. In dessen unmittelbarer Nähe müssen die Namen der ausgebildeten Ersthelfer/innen sowie alle relevanten Telefonnummern (Notruf, D-Arztpraxis, Krankenhaus, Giftnotrufzentrale, Taxi etc.) ausliegen/aushängen.

- Für erkrankte bzw. verletzte Kinder muss ein Raum mit Liegemöglichkeit sowie ein Verbandkasten nach DIN 13157 (siehe S. 146) vorhanden sein. Der Raum sollte sich im Erdgeschoss in einer für den Rettungsdienst gut zugänglichen Lage befinden.
- Der Raum, in dem sich die Liege und der Verbandkasten befinden, ist mit dem Zeichen E 003 „Weißes Kreuz auf grünem Grund" zu kennzeichnen (siehe S. 147).
- Der Inhalt des Verbandskastens ist regelmäßig zu überprüfen und ggf. zu ergänzen und auszutauschen.
- Die Kosten für die Erste Hilfe Ausstattung trägt der Träger der Einrichtung.
- Wenn sich eine Kindergruppe außerhalb der Einrichtung befindet (Spaziergang, Exkursion o. ä.) muss der Zugriff auf eine in Erster Hilfe ausgebildete Person sowie auf Verbandmaterial sichergestellt sein (siehe S. 148).

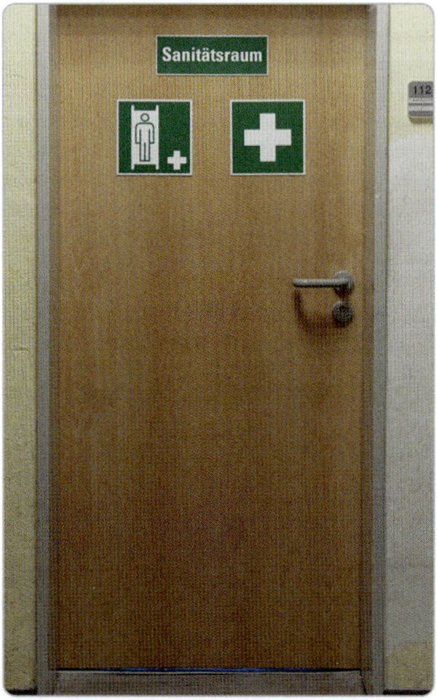

Tür zum Erste Hilfe Raum

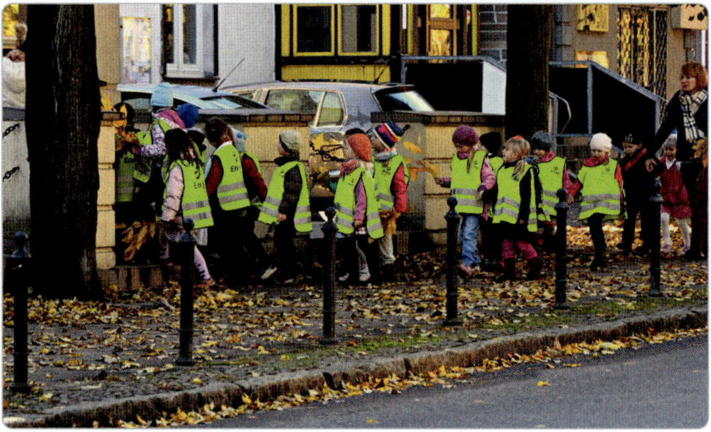

Auch unterwegs muss eine sachgerechte Erste Hilfe für Kinder sichergestellt sein.

Maßnahmen

- Leichte Verletzungen werden durch den Ersthelfer versorgt. Sorgeberechtigte sind am gleichen Tag zu informieren.
- Kinder mit leichten Verletzungen, die vermutlich der ärztlichen Versorgung bedürfen, werden zum Arzt gebracht. Außerdem wird eine Unfallanzeige ausgefüllt und an den Unfallversicherungsträger gesendet.
- Bei schwereren Verletzungen ist das Kind einem Durchgangsarzt vorzustellen.

Ein Durchgangsarzt (D-Arzt) ist ein fachlich besonders qualifizierter Arzt, der von den Unfallversicherungsträgern zugelassen ist. Informationen zum nächstgelegenen D-Arzt erteilt der zuständige Unfallversicherungsträger.

- Bei schweren Verletzungen ist der Notruf 112 zu wählen und die Sorgeberechtigten sind unverzüglich zu informieren.
- D-Arzt bzw. Rettungsdienst entscheiden über das weitere Vorgehen.
- Bei Verletzungen im Bereich Hals, Nase, Ohr, Auge kann direkt ein Facharzt aufgesucht werden.

Bei leichten Verletzungen kann das Kind zu Fuß, mit Privatwagen, Taxi oder öffentlichen Verkehrsmitteln zum Arzt gebracht werden. Wenn medizinische Begleitung erforderlich erscheint, ist ein Transport durch den Krankentransport bzw. Rettungsdienst zu veranlassen. Kosten für den Transport zum Arzt bzw. Krankenhaus werden vom Unfallversicherungsträger übernommen. Kinder müssen beim Kranken- oder Rettungstransport stets begleitet werden. Gleichzeitig muss die Gruppenaufsicht gewährleistet sein.

Wenn bei Unfällen ein Arzt in Anspruch genommen wird, muss eine Unfallanzeige ausgefüllt und an den Unfallversicherungsträger geschickt werden. Alle anderen Unfälle (auch kleinere Verletzungen) müssen im Verbandbuch (oder in einer PC-Datei) notiert werden, welches mindestens 5 Jahre aufzubewahren ist.

6.3 Erste Hilfe in Schulen

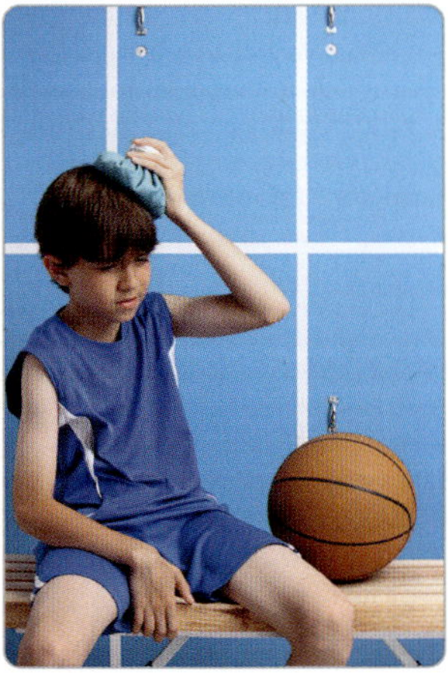

Nach § 21 SGB VII haben die Träger der Unfallversicherungen für eine wirksame Erste Hilfe in Einrichtungen zu sorgen, in denen Schülerinnen und Schüler betreut werden. Es gelten besondere Regeln im Hinblick auf die zu treffenden Voraussetzungen und Maßnahmen bei der Versorgung im Falle eines Unfalls. Ggf. sind spezifische Regelungen der jeweiligen Bundesländer zu berücksichtigen.

Voraussetzungen

- Alle Lehrkräfte sollen über ausreichende Kenntnisse der Ersten Hilfe verfügen (vgl. § 26 DGUV, Vorschrift 1). Dies gilt im Besonderen für Lehrkräfte die Sport, technisch-naturwissenschaftliche Fächer oder sonstige Fächer mit einem hohen praktischen Anteil, z. B. an berufsbildenden Schulen unterrichten. Eine Unterweisung in „Lebensrettende Sofortmaßnahmen am Unfallort" für Führerscheinbewerber reicht nicht aus. Auch Hausmeister und Angestellte der Schulverwaltung sollten über eine adäquate Ausbildung verfügen. Die Kenntnisse zur Ersten Hilfe sollen alle zwei Jahre durch eine Fortbildung erneuert werden.
- Die Kostenübernahme für die Aus- und Fortbildung der Lehrkräfte in Erster Hilfe erfolgt in Absprache zwischen dem Unfallversicherungsträger und dem Dienstherrn.
- Die Schule muss über ein frei zugängliches Telefon verfügen, in dessen unmittelbarer Nähe alle relevanten Telefonnummern (Notruf, D-Arztpraxis, Krankenhaus, Giftnotrufzentrale, Taxi etc.) ausliegen/aushängen. In großen Schulen mit komplexer Gebäudestruktur sowie in Räumen mit besonderem Gefährdungspotenzial (z. B. Sporthalle, Technikräume, naturwissenschaftliche Unterrichtsräume, Lehrküchen oder Werkstätten in berufsbildenden Schulen) müssen zusätzliche Telefone bzw. Meldeanlagen zur Verfügung stehen.
- Für erkrankte bzw. verletzte Schülerinnen und Schüler muss ein Raum mit Liegemöglichkeit sowie ein Verbandkasten nach DIN 13157 (siehe S. 146) vorhanden sein. Der Raum soll über ein Waschbecken mit kaltem und warmem Wasser verfügen. Er soll sich im Erdgeschoss in einer für den Rettungsdienst gut zugänglichen Lage befinden.
- Der Raum, in dem sich die Liege und der Verbandkasten befinden, ist mit dem Zeichen E 003 „Weißes Kreuz auf grünem Grund" zu kennzeichnen (siehe S. 147).
- Der Inhalt der Verbandkästen ist regelmäßig zu überprüfen und ggf. zu ergänzen und auszutauschen.

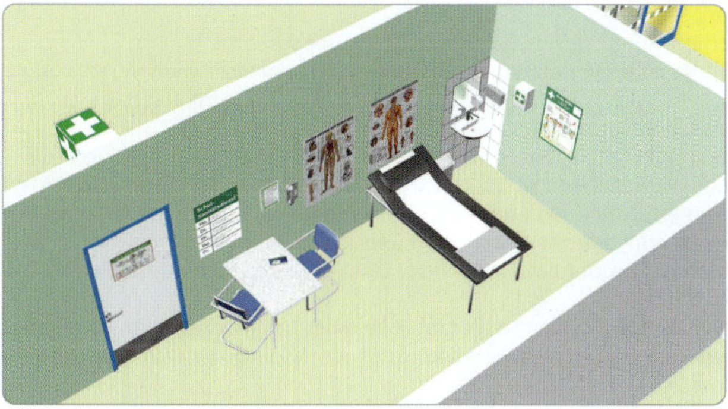

Erste-Hilfe-Raum einer Schule

- In Schulen mit komplexer Gebäudestruktur sowie in Räumen mit besonderem Gefährdungspotenzial (z. B. Sporthalle, Technikräume, naturwissenschaftliche Unterrichtsräume, Lehrküchen oder Werkstätten in berufsbildenden Schulen) sind zusätzliche Verbandkästen nach DIN 13157 und/oder Rettungsgeräte (z. B. Notduschen) bereitzustellen. In Sporthallen sollten zusätzlich Kältekompressen zur Behandlung von Zerrungen, Verstauchungen oder Verrenkungen (siehe S. 79) zur Verfügung stehen.

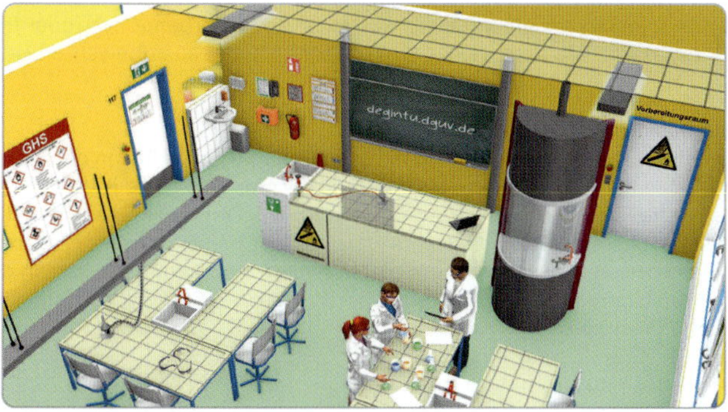

In Räumen mit besonderem Gefährdungspotenzial müssen zusätzliche Verbandkästen vorhanden sein.

- Die Kosten für die Erste Hilfe Ausstattung trägt der Schulsachkostenträger.
- Bei Sport- oder Wintersportveranstaltungen, Wanderungen, Exkursionen oder Klassenfahrten muss der Zugriff auf eine in Erster Hilfe ausgebildete Lehrkraft sowie auf geeignetes Erste Hilfe Material sichergestellt sein (siehe S. 146).

Maßnahmen
- Leichte Verletzungen werden durch den Ersthelfer versorgt.
- Schüler mit leichten Verletzungen, die vermutlich der ärztlichen Versorgung bedürfen, werden zum Arzt gebracht. Außerdem wird eine Unfallanzeige ausgefüllt und an den Unfallversicherungsträger gesendet.
- Bei schwereren Verletzungen ist der Schüler einem Durchgangsarzt vorzustellen.
- Bei schweren Verletzungen ist der Notruf 112 zu wählen und die Sorgeberechtigten minderjähriger Schülerinnen und Schüler sind unverzüglich zu informieren.
- D-Arzt bzw. Rettungsdienst entscheiden über das weitere Vorgehen.
- Bei Verletzungen im Bereich Hals, Nase, Ohr, Auge kann direkt ein Facharzt aufgesucht werden.
- Erste Hilfe Maßnahmen sind (außer im Falle einer Unfallanzeige) im Verbandbuch einzutragen.

Je nach Alter der/des Verletzten und Schwere der Verletzung wird entschieden, ob die/der Verletzte durch eine weitere Person begleitet werden muss. Bei leichten Verletzungen kann der Schüler zu Fuß, mit Privatwagen, Taxi oder öffentlichen Verkehrsmitteln zum Arzt gebracht werden. Wenn medizinische Begleitung erforderlich erscheint, ist ein Transport durch den Krankentransport bzw. Rettungsdienst zu veranlassen. Kosten für den Transport zum Arzt bzw. Krankenhaus werden vom Unfallversicherungsträger übernommen.

Wenn bei Unfällen ein Arzt in Anspruch genommen wird, muss eine Unfallanzeige ausgefüllt und an den Unfallversicherungsträger geschickt werden. Alle anderen Unfälle (auch kleinere Verletzungen) müssen im Verbandbuch (oder in einer PC-Datei) notiert werden, welches mindestens 5 Jahre aufzubewahren ist.

Schulsanitätsdienst
Schülerinnen und Schüler des Schulsanitätsdienstes leisten Erste Hilfe in der Schule und bei schulischen Veranstaltungen. Sie kümmern sich um die Erste Hilfe Ausstattung und den Erste Hilfe Raum. Dazu werden sie zuvor in Erster Hilfe ausgebildet. Schulen, die einen Schulsanitätsdienst einrichten, müssen hierzu die nötigen Räume und Materialien bereitstellen. Idealerweise betreut eine verantwortliche Person der Schule diese Arbeitsgemeinschaft. Die Einsatzbereitschaft des Schulsanitätsdienstes wird über einen Dienstplan geregelt. Die Helfer sollten an ihren Dienst-Tagen vor allem während der Pausen, jedoch auch während der Unterrichtszeit abrufbar sein. Teilnehmer des zweitägigen Schulsanitäts-Kurses erhalten eine Teilnahmebescheinigung, die auch für alle Führerscheinklassen, Übungsleiter- und Trainerscheine etc. genutzt werden kann. Interessierte Jugendliche wenden sich an ihre Schulleitung, an das Jugendrotkreuz vor Ort oder informieren sich auf jugendrotkreuz.de.

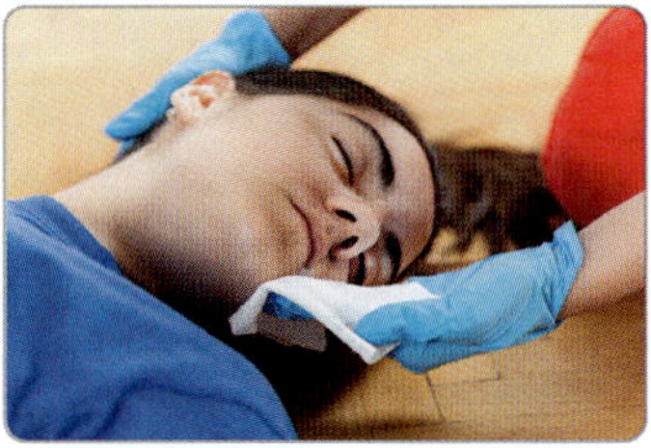
Schüler des Schulsanitätsdienstes im Einsatz.

6.4 Erste Hilfe in Betrieben

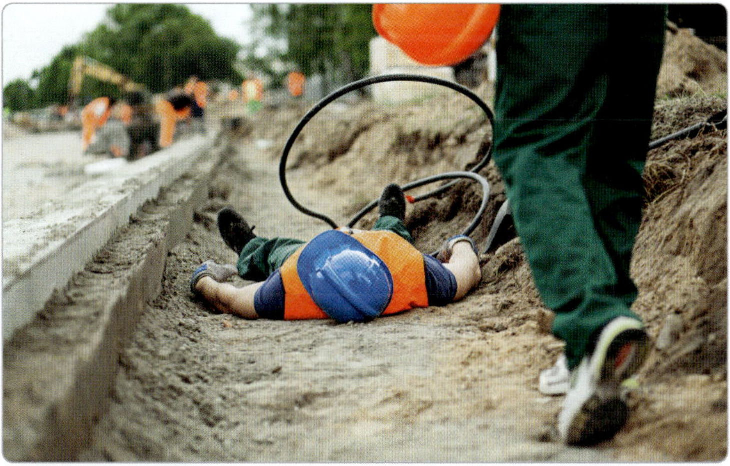

Unfall auf der Baustelle

Voraussetzungen

- Gemäß § 4 DGUV Vorschrift 1 ist jeder Betriebsangehörige mindestens einmal jährlich über die Erste Hilfe Einrichtungen im Betrieb und das richtige Verhalten in Notfällen zu unterweisen. Herbei werden Fragen geklärt wie: Wer ist ausgebildeter Ersthelfer im Betrieb? Wo befindet sich das Erste Hilfe Material?
- Betriebliche Ersthelfer müssen in Erster Hilfe ausgebildet ist. Gemäß § 26 DGUV Vorschrift 1 beträgt die Mindestanzahl der ausgebildeten Ersthelfer in Betrieben
  - von 2 bis zu 20 anwesenden Versicherten 1 Ersthelfer,
  - bei mehr als 20 anwesenden Versicherten
    - in Verwaltungs- und Handelsbetrieben 5 % der Anzahl der anwesenden Versicherten,
    - in sonstigen Betrieben 10 % der anwesenden Versicherten,
  - in Kindertageseinrichtungen 1 Ersthelfer je Kindergruppe,
  - in Hochschulen 10 % der Beschäftigten.
- Die Ausbildung zum Ersthelfer besteht aus einem Erste Hilfe Lehrgang mit 9 Unterrichtseinheiten. Eine Fortbildung ist spätestens alle 2 Jahre durch ein „Erste Hilfe Training“ (ebenfalls 9 Unterrichtseinheiten) nachzuweisen.
- Die Kosten für die Aus- und Fortbildung der Ersthelfer übernimmt der Unfallversicherungsträger.
- Betriebssanitäter leisten erweiterte Maßnahmen der Ersten Hilfe. Sie befinden sich in der Rettungskette (siehe S. 7) zwischen den Ersthelfern und dem Rettungsdienst.
- Betriebe mit 250–1 500 Versicherten können, Betriebe mit mehr als 1 500 Versicherten müssen mindestens einen Betriebssanitäter beschäftigen.

- Auf Baustellen muss ein Unternehmer bereits bei mehr als 100 anwesenden Versicherten einen Betriebssanitäter vorhalten.
- Die Kosten für die Ausbildung zum Betriebssanitäter trägt der Betrieb.

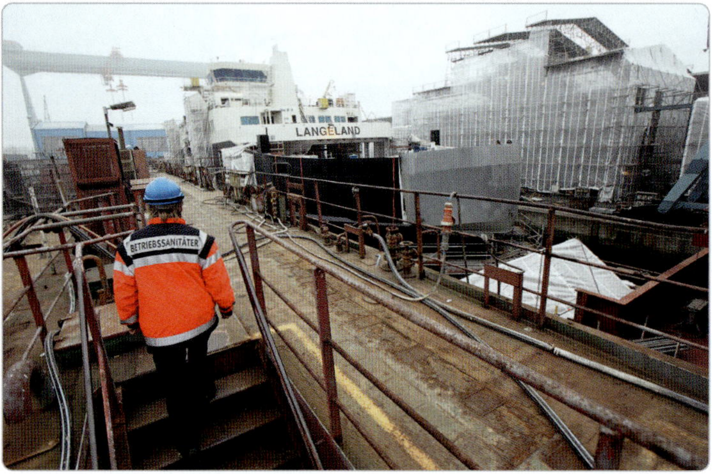

Betriebe mit mehr als 1500 Versicherten müssen einen Betriebssanitäter beschäftigen.

- Um Ersthelfer und/oder Rettungsdienstpersonal alarmieren zu können, müssen in Betrieben Telefone bzw. Meldeanlagen in ausreichender Anzahl und an geeigneten Orten zur Verfügung stehen. Dort muss auch eine Liste mit den gängigen Notrufnummern sowie evtl. der Nummer einer zentralen, betrieblichen Meldestelle gut sichtbar vorhanden sein. In großen Betrieben kommen auch spezielle Notrufmelder oder transportable Notrufeinrichtungen zum Einsatz.
- Alle Erste Hilfe Einrichtungen und Materialien müssen leicht zu finden sein. Deshalb sind entsprechende Örtlichkeiten im Betrieb mit eindeutigen Erkennungsmerkmalen zu kennzeichnen (siehe S. 147).
- Aufbewahrungsorte sowie Art und Menge des Erste Hilfe Materials sind abhängig von der Betriebsgröße, den jeweiligen betrieblichen Gefahren, der Ausdehnung und Struktur des Betriebes sowie, falls vorhanden, der Organisation des betrieblichen Rettungswesens. Details zu Anzahl und Inhalt der nötigen Verbandkästen siehe S. 146 f.).
- In größeren Betrieben sind Erste Hilfe Räume für weitergehende Hilfsmaßnahmen erforderlich. Unabhängig von der Art des Betriebes ist ein Erste Hilfe Raum mit Liegemöglichkeit, Verbandkasten, Krankentrage und einem Waschbecken mit kaltem und warmem Wasser erforderlich für
  - Betriebe in denen mehr als 1 000 Versicherte beschäftigt sind,
  - Betriebe mit mehr als 100 Versicherten, wenn Art, Schwere und Zahl der Unfälle einen gesonderten Raum für die Erste Hilfe erfordern,
  - Baustellen mit mehr als 50 Versicherten.

- Die Kosten zur Schaffung der personellen, sachlichen und organisatorischen Voraussetzungen zur betrieblichen Ersten Hilfe trägt das Unternehmen.
- Über die erforderlichen Rettungstransportmittel verfügt in aller Regel der örtliche Rettungsdienst. An Stellen im Betrieb, an denen der Rettungsdienst Verletzte nicht direkt übernehmen kann (z. B. Schächte, große Höhen), müssen spezielle Transportmittel seitens des Betriebs vorgehalten werden (z. B. Höhentragen, Rettungstücher, Rettungsgurte (vgl. § 25 Abs. 3 DGUV Vorschrift 1).

Maßnahmen
- Leichte Verletzungen werden durch einen betrieblichen Ersthelfer versorgt.
- Versicherte, die vermutlich der ärztlichen Versorgung bedürfen, werden zum Arzt gebracht. Außerdem wird eine Unfallanzeige ausgefüllt und an den Unfallversicherungsträger gesendet.
- Nach einem Arbeitsunfall ist ein betroffener Arbeitnehmer in der Regel einem Durchgangsarzt vorzustellen.

Ein Durchgangsarzt (D-Arzt) ist ein fachlich besonders qualifizierter Arzt, der von den Unfallversicherungsträgern zugelassen ist. Informationen zum nächstgelegenen D-Arzt erteilt der zuständige Unfallversicherungsträger.

- Bei schweren Verletzungen ist der Notruf 112 zu wählen und ggf. Angehörige zu informieren.
- D-Arzt bzw. Rettungsdienst entscheiden über das weitere Vorgehen.
- Bei Verletzungen im Bereich Hals, Nase, Ohr, Auge sollte direkt ein Facharzt aufgesucht werden.

Bei leichten Verletzungen kann der Versicherte mit einem PKW oder Taxi zum Arzt gebracht werden. Je nach Schwere der Verletzung wird entschieden, ob die/der Verletzte durch eine weitere Person begleitet werden muss. Wenn medizinische Begleitung erforderlich erscheint, ist ein Transport durch den Krankentransport bzw. Rettungsdienst zu veranlassen. Die Kosten für den Transport zum Arzt bzw. Krankenhaus werden vom Unfallversicherungsträger übernommen.

- Jedes Erste Hilfe Ereignis in Betrieben muss dokumentiert werden. Das gilt auch für so genannte „Bagatellverletzungen". Die Dokumentation ist wichtig, weil später unter Umständen nur so der Nachweis eines Arbeitsunfalls erbracht werden kann. Zur Dokumentation kann das Verbandbuch verwendet werden. Auch elektronische Formen der Dokumentation sind möglich. Die Aufzeichnungen müssen mindestens 5 Jahre aufbewahrt werden (§ 24 Abs. 6 DGUV Vorschrift 1). Diese personenbezogenen Daten sind gegen den Zugriff Unbefugter zu sichern. Die Datenschutzgrundverordnung sowie das Bundesdatenschutzgesetz sind zu beachten.

Erste Hilfe Material

Inhalt verschiedener Verbandkästen

Bezeichnung	**DIN 13164** KFZ-Verband-kasten	**DIN 13157** Kleiner Betriebs-verband-kasten	**DIN 13169** Großer Betriebs-verband-kasten
Heftpflaster 500 cm x 2,5 cm, Spule mit Außenschutz	1	1	2
Fertigpflasterset bestehend aus:			
– Wundschnellverband 10 cm x 6 cm	4	8	16
– Fingerkuppenverbände	2	4	8
– Fingerverbände 12 cm x 2 cm	2	4	8
– Pflasterstrips 1,9 cm x 7,2 cm	2	4	8
– Pflasterstrips 2,5 cm x 7,2 cm	4	8	16
Verbandpäckchen DIN 13151 – K, 300 cm x 6 cm mit Kompresse 6 cm x 8 cm	1	1	2
Verbandpäckchen DIN 13151 – M,	2	3	6
Verbandpäckchen DIN 13151 – G, 400 cm x 10 cm mit Kompresse 10 cm x 12 cm	1	1	2
Verbandtuch DIN 13152 – BR, 40 cm x 60 cm	1	–	–
Verbandtuch DIN 13152 – A, 60 cm x 80 cm	1	1	2
Fixierbinde DIN 61634 – FB 6, 400 cm x 6 cm	2	2	4
Fixierbinde DIN 61634 – FB 8, 400 cm x 8 cm	3	2	4
Rettungsdecke mindestens 210 cm x 160 cm	1	1	2
Kompresse 10 cm x 10 cm	6	6	12
Augenkompresse 5 cm x 7 cm	–	2	4
Kälte-Sofortkompresse mindestens 200 cm^2	–	1	2
Dreiecktuch DIN 13168 – D	2	2	4
Verbandkastenschere DIN 58279 – A 145	1	–	–
Verbandkastenschere DIN 58279 – B 190	–	1	1
Medizinische Handschuhe zum einmaligen Gebrauch	4	4	8
Folienbeutel	–	2	4
Vliesstofftuch	–	5	10
Feuchttuch zur Reinigung unverletzter Haut	2	–	–
Erste-Hilfe-Broschüre/Anleitung zur Ersten Hilfe	1	1	1
Inhaltsverzeichnis	1	1	1

Anzahl notwendiger Verbandkästen in Betrieben

Betriebsart	Zahl der Versicherten	Kleiner Betriebsverbandkasten	Großer Betriebsverbandkasten[1]
Verwaltungs- und Handelsbetriebe	1–50	1	
	51–300		1
	ab 301		2
	für je 300 weitere Versicherte zusätzlich ein großer Verbandkasten		
Herstellungs-, Verarbeitungs- und vergleichbare Betriebe	1–20	1	
	21–100		1
	ab 101		2
	für je 100 weitere Versicherte zusätzlich ein großer Verbandkasten		
Baustellen und baustellenähnliche Einrichtungen	1–10	1[2]	
	11–50		1
	ab 50		2
	für je 50 weitere Versicherte zusätzlich ein großer Verbandkasten		

[1] Zwei kleine Verbandkästen ersetzen einen großen Verbandkasten.

[2] Für Tätigkeiten im Außendienst, insbesondere für die Mitführung von Erste-Hilfe-Material in Werkstattwagen und Einsatzfahrzeugen, kann auch der Kraftwagen-Verbandkasten nach DIN 13164 als kleiner Verbandkasten verwendet werden.

Kennzeichen für Erste Hilfe Einrichtungen

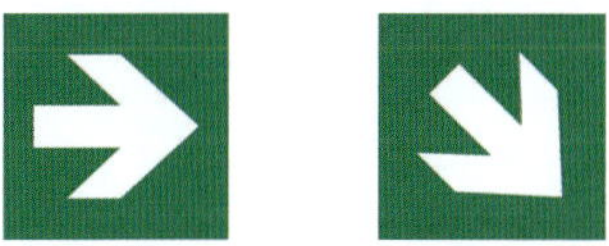

Richtungspfeile für Rettungszeichen und Erste Hilfe Einrichtungen

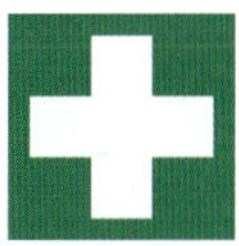

Erste Hilfe

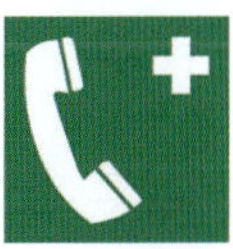

Notruftelefon

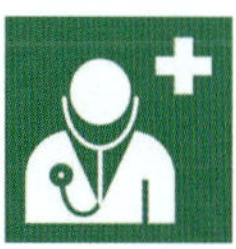

Arzt

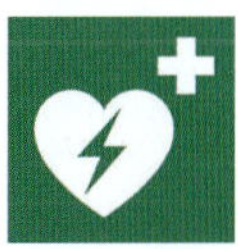

Automatisierter Externer Defibrillator (AED)

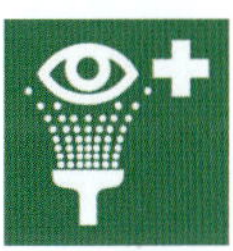

Augenspüleinrichtung

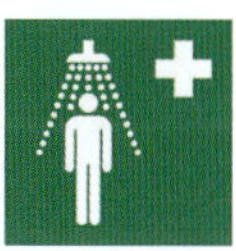

Notdusche

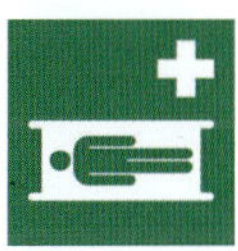

Krankentrage

Erste Hilfe Material für Wandertage und Ausflüge von Kindertagesstätten und Schulen

Bei Ausflügen ist es wichtig, dass geeignetes Verbandmaterial entsprechend der Situation und den spezifischen Gefahren sowie in angemessenen Mengen vorhanden ist. Es empfiehlt sich, folgendes Erste-Hilfe Material mitzunehmen:

Empfohlene Mindestausstattung für Wandertage und Ausflüge

Bezeichnung	Wandertag	Ausflug
Heftpflaster DIN 1309 – A 500 cm x 2,5 cm	1	1
Wundschnellverband DIN 13019 – E 10 cm x 6 cm	8	4
Fingerkuppenverband	4	2
Pflasterstrip – 1,9 cm x 7,2 cm	4	2
Pflasterstrip – 2,5 cm x 7,2 cm	8	4
Verbandpäckchen DIN 13151 – K	1	1
Verbandpäckchen DIN 13151 – M	1	1
Kompresse – (10 ± 5) cm x (10 ± 5) cm	4	2
Kälte-Sofortkompresse – mindestens 200 cm^2	1	1
Rettungsdecke – 210 cm x 160 cm	1	1
Fixierbinde DIN 61634 – FB 6	2	2
Dreiecktuch DIN 13168 – D	2	2
Schere DIN 58279 – B 190	1	1
Folienbeutel	2	1
Vliesstoff-Tuch	5	5
Einmalhandschuh nach DIN EN 455	2	1
Erste-Hilfe-Broschüre	1	1
Inhaltsverzeichnis	1	1

Eine zusätzliche Ausstattung für Wandertage und Ausflüge kann je nach Bedarf hinzugefügt werden, z. B. Sonnencreme, Splitterpinzette, Zeckenkarte, Blasenpflaster usw.

Inhalt einer Hausapotheke

In jedem Haushalt sollte eine Ausrüstung für Notfälle vorhanden sein. Damit sind Sie für den Fall der Fälle gut vorbereitet.

- Kleiner Verbandkasten nach DIN 13157.
- Wunddesinfektionsmittel, Pinzette, Fieberthermometer, Wärmflasche.
- Medikamente die regelmäßig eingenommen werden müssen (z. B. bei chronischen Erkrankungen).
- Evtl. Medikamente bei Bedarf gegen Schmerzen, Fieber, Juckreiz, Verdauungsbeschwerden, Sonnenbrand, Mückenstiche, Wund- und Heilsalbe, Salbe gegen Sportverletzungen usw.
- Erste Hilfe Anleitung, Liste mit Notrufnummern.

Die Hausapotheke sollte sich an einem kühlen, trockenen Ort befinden. Sorgen Sie für eine abschließbare Hausapotheke, wenn Kinder im Haushalt leben. Bewahren Sie Medikamente immer in ihrer Verpackung und mit der Gebrauchsinformation auf. Notieren Sie das Anbruchdatum bei Salben oder Tropfen auf der Tube oder Flasche.

Nachwort

Du siehst das Blaulicht, hörst das Horn
orange Westen weiter vorn
Verzweiflung und Angst die hemmt
Zum Glück bist du nicht der Patient

Doch wärst du nicht nur ein Passant
wärst mittendrin und nicht am Rand
wärst du in Not und selbst betroffen
auf wessen Hilfe kannst du hoffen?

Zögern, wegsehen, weitergehen
ganz einfach ist's fernab zu stehen
Die Sorge ist was falsch zu machen
bei Asthma, Schock und solchen Sachen

Doch kommt es wirklich darauf an
dass der der hilft auch alles kann?
Ich glaube nicht, denn eigentlich
ist etwas anderes wesentlich

Dem Menschen sagen „Ich bin hier
die Hilfe kommt, ich bleib bei dir"
Präsent sein, in die Augen sehen
Erste Hilfe heißt auch beizustehen

Wenn dir dann auch noch ganz geschwind
der Heimlich-Handgriff gut gelingt
der Druckverband die Blutung stillt
du zur Beatmung bist gewillt

Dann bist du einer wohl gewesen
der dieses Buch hat durchgelesen
Dann kann man sagen „Gut gemacht
Dies kleine Buch hat was gebracht"

Georg Frie

Glossar

Abkürzungen und Fachbegriffe

AED	automatischer externer Defibrillator
AF	Atemfrequenz
Alveole	Lungenbläschen
Anamnese	Erfassung der Krankengeschichte des Patienten
Anaphylaxie	Überempfindlichkeits-Reaktion
Angina Pectoris	Brustenge mit anfallsartigen Schmerzen
Aphasie	Sprachstörung
Apoplex	Schlaganfall
Aspiration	Eindringen fester oder flüssiger Stoffe in die Atemwege (z. B. beim Verschlucken)
Asthma bronchiale	Atemnot durch Verengung der Bronchien
Asystolie	Herzstillstand
Blutdruck	Druck in den Blutgefäßen
Brady ...	verlangsamt, zu langsam
BZ	Blutzucker
chronisch	lang andauernd
CO_2	Kohlendioxid
Commotio cerebri	Gehirnerschütterung
COPD (Chronisch obstruktive Lungenkrankheit)	Chronic obstructive pulmonary disease
CPR (Herz-Lungen-Wiederbelebung)	Cardiopulmonary resuscitation
CT	Computertomografie
D-Arzt	Durchgangsarzt
Desinfektion	Maßnahme zur Verringerung der Zahl von Krankheitserregern
DGUV	Deutsche Gesetzliche Unfallversicherung
Diabetes mellitus	chronische Krankheit des Zuckerstoffwechsels
Diagnose	Benennung einer Erkrankung
DIN	Deutsche Industrie Norm
Dosieraerosol	kleines Inhalationsgerät zur Medikamenteneinnahme
EKG	Elektrokardiogramm, Messung der elektrischen Ströme am Herzen
Epilepsie	„Fallsucht", Funktionsstörung d. Gehirns

Exsikkose	Austrocknung
Fraktur	Knochenbruch
FSME	Frühsommer-Meningoenzephalitis
Gastroenteritis	Entzündung des Magen-Darm-Trakts
Glukose	Traubenzucker
Hämatom	Bluterguss
Hemiplegie	Halbseitenlähmung
Herzinfarkt	lebensbedrohlicher Verschluss eines Blutgefäßes am Herzen
Herzinsuffizienz	Schwäche des Herzmuskels
HLW	Herz-Lungen-Wiederbelebung
Hygiene	Lehre von der Erhaltung der Gesundheit
Hyper …	zu hoch, zu viel
Hyperglykämie	Überzuckerung
Hypo …	zu niedrig, zu wenig
Hypoglykämie	Unterzuckerung
Hypovolämie	Verminderung der zirkulierenden Blutmenge
i. v.	intravenös, in die Vene
i.m.	Intramuskulär, in den Muskel
Indikation	Grund für die Anwendung von medizinischen oder -pflegerischen Maßnahmen
Infektion	Ansteckung
Injektion	Einspritzung
Insulin	blutzuckersenkendes Hormon
kardiogen	vom Herzen ausgehend
KHK	Koronare Herzkrankheit
Koliken	krampfartige Schmerzen
Koma	schwerste Form der Bewusstseinsstörung
komprimieren	zusammendrücken
KTW	Krankentransportwagen
Luxation	Verrenkung
MRT	Magentresonanztomografie
NAW	Notarztwagen
NEF	Notarzteinsatzfahrzeug
Nekrose	sichtbar abgestorbenes Gewebe
neurogen	vom Nervensystem ausgehend
NotSan	Notfallsanitäter
Obstipation	Verstopfung
Ödem	Schwellung des Gewebes

Osteoporose	krankhafter Knochenschwund
Pat.	Patient
pathologisch	krankhaft
PAVK	Periphere arterielle Verschlusskrankheit
pH	Maß für die Wirkstärke einer sauren (< 7), neutralen (= 7) oder alkalischen (> 7) Lösung (pH-Wert)
Pneumonie	Lungenentzündung
Prävention	Vorbeugende Maßnahmen im Rahmen der Gesundheitspflege
PTBS	Posttraumatische Belastungsreaktion
Pulsfrequenz	Zahl der Pulsschläge pro Minute
Reanimation	Wiederbelebung
Rö.	Röntgen
RR	Blutdruck (nach Riva-Rocci)
RTW	Rettungswagen
Schock	lebensbedrohlicher Zustand durch Kreislaufversagen
Sekret	Absonderung (z. B. Schweiß, Speichel)
SHT	Schädel-Hirn-Trauma
somnolent	schläfrig (Bewusstseinstrübung)
steril	keimfrei
Sternum	Brustbein
Stroke-Unit	Behandlungseinrichtung für Pat. mit Schlaganfall
Symptom	Krankheitszeichen
Synkope	Ohnmacht, kurzzeitige Bewusstlosigkeit
Systole	Anspannungsphase des Herzmuskels
Tachy …	beschleunigt, zu schnell
Tachykardie	beschleunigter Herzschlag
Tachypnoe	beschleunigte Atmung
Therapie	Maßnahmen zur Behandlung von Erkrankungen
Thrombose	Bildung von Blutgerinnseln in Blutgefäßen
TIA	transitorische ischämische Attacke, vorübergehende Durchblutungsstörung im Gehirn
toxisch	giftig
Trauma	Verletzung, Schädigung, auch psychisch
UV-Strahlung	ultraviolette Strahlung
V. a.	Verdacht auf
Vitalfunktionen	Lebenszeichen (z. B. Atmung, Puls)
Z. n.	Zustand nach
Zyanose	bläuliche Verfärbung der Haut durch Sauerstoffmangel

Sachwortverzeichnis

A

Amputat
– Versorgung 84
Amputationsverletzung 85
Anaphylaktischer Schock 39
Angina pectoris 67
Apathie 45
Appendix 68
Asthma 59
Atemgase 30
Atemspende 31
Atemwege
– freimachen 27
Atmung
– kontrollieren 27
Autobahn 17
Automatisierter Externer Defibrillator (AED) 35

B

Bandscheibenvorfall 82
Bauchschmerzen 69
Beatmung 31
Beatmungshilfen 30
Beatmungstuch 14
Benommenheit 45
Bergrettung 10
Betreuung
– Kinder 12
Bewegungsapparat
– Verletzungen 79
Bewusstlosigkeit 45
Bewusstsein
– kontrollieren 27
– Störung 45
Bisswunde 41, 42, 94
Blinddarm-Entzündung 68
Blitzunfall 23
Bluterguss 41
Blutstillung 41
Blutung
– abdrücken 43
– Mund 91
– Nase 91
Blutungen 85
Blutzuckerwerte 50
Brände 21
Brandschutzzeichen 20
Brustbein 31

D

Darmverschluss 69
Defibrillation 35
Delirium 45
Deutschen Gesetzlichen Unfallversicherung 137
Diabetes mellitus 51
Dosieraerosol 58
Dosierte Lippenbremse 58
Dreiecktuch-Stützverband 103
Druckverband 101
Durchfall 71
Durchgangsarzt (D-Arzt) 139

E

Ecstasy 119
Eigensicherung 8
Elastischer Bindenverband 97
Elektrounfall 23
Epilepsie 53
Erbrechen 71
Erfrierung 115
Erstarrung 45
Erste Hilfe
– Alltag 136
– Betriebe 143
– Kennzeichen 147
– Kindertagesstätte 137
– Material 146
– Schule 140
Ertrinken 63

F

Feuerlöscher 20
Fieber 77
Fieberkrampf 55
– einfach 55
– kompliziert 55

Fieberthermometer 76
Flüssigkeitsverlust 37
Fraktur
– geschlossen 81
– offen 81
Fremdkörper
– Auge 87
– Nase 87
– Ohr 87
– Wunde 87
Frühsommer-Meningoenzephalitis (FSME) 93

G
Gaffen 19
Gasaustausch 60
Gefahrensymbol 120, 126
Gehirnerschütterung 47
Giftaufnahme 116
Giftinformationszentren 121

H
Halluzinationen 45
Halswirbelsäulenverletzung 83
Hausapotheke 149
Heimlich-Handgriff 56
Helmabnahme 19
Herzinfarkt 67
Herz-Lungen-Wiederbelebung 31
– Säuglinge und Kleinkinder 33
Herzstillstand 35
Hitzeerschöpfung 105
Hitzschlag 105
Hochspannungs-Unfälle 23
Hygiene 14
Hyperglykämie 51
Hyperventilation 61
Hypoglykämie 51
Hypovolämisch 37

I
Infektionsschutz 14
Insulin 51

K
Kammerflattern 35
Kammerflimmern 35
kardiogen 39
Knochenbruch 81
Koliken 69
Koma 45
Kompression 31
Kontrolle von Bewusstsein und Atmung 27
Kopfplatzwunde 89
Kopfschmerzen 73
Krampfanfall 53
Krankenhaus 11
Krankentransport 10
Krankentransportwagen (KTW) 11
Kreisgang 96
Krupp-Syndrom 61

L
Lebensmittelinfektion 123
Lebensmittelvergiftung 123
Luftrettung 10

M
Migräne 73
Mittelohrentzündung 75
Mund-zu-Mund Beatmung 30

N
Nagelbettprobe 99
Nasenbluten 89
Neunerregel 110
Neurogener Schock 40
Niederspannungs-Unfälle 23
Notarzteinsatzfahrzeug (NEF) 11
Notarztwagen (NAW) 11
Notfallseelsorger 13
Notruf 9

O
Ohnmacht 65
Ohrenschmerzen 75
Organspende 48

P
PAKT-Modell 11
Patienten
– anfassen 27
– ansehen 27

– ansprechen 27
– beim Gehen unterstützen 129
– transportieren 129
Person
– eingeklemmt 17
Platzwunden 41
posttraumatischen Belastungsstörung (PTBS) 13

Q
Querschnittlähmung 83

R
Radiusfraktur 80
Rahmenbedingungen
– rechtlich 136
– strukturell 136
Rauchwarnmelder 21
Rautek-Rettungsgriff 131
Reanimation 31
Rettungsdecke 112
Rettungsdienst 10
Rettungsgasse 16
Rettungskette 7
Rettungspunkte 9
Rettungstransportwagen (RTW) 11
Rettungsweg 20
Risswunden 41

S
Schädel-Hirn-Trauma (SHT) 47
Schildkrötenverband 96
Schläfrigkeit 45
Schlaganfall 49
Schmerzen
– Bauch 69
– Kopf 73
– Ohr 75
– Zahn 75
Schnittwunden 41
Schock 37
– allergisch 39
– herzbedingt 39
– nervlich 40
Schockindex 38
Schraubengang 96
Schulsanitätsdienst 142
Schürfwunden 41
Selbstgefährdung 117, 125
Sinnestäuschungen 45
Sofortmaßnahmen 27
Somnolenz 45
Sonnenbrand 109
Sonnenstich 107
Sopor 45
Stabile Seitenlage
– Säugling 29
Status asthmaticus 59
Störung
– Atmung 57
– Herz-Kreislauf-System 65
Strafgesetzbuch 136
Strom
– Hochspannung 23
– Niederspannung 23
Strommarken 23
Stromunfälle 23
Stupor 45
Synkope 65

T
Thermische Schäden 105
Tierbiss 95
Tollwut 95
Transport
– Armlehnstuhl 135
– Rollstuhl 133
Trommelfell
– Entzündung 74

U
Überzuckerung 51
Unfall
– Straßenverkehr 15
– Wasser 25
Unfallanzeige 139
Unfallversicherungsträger 139
Unterkühlung 113
Unterzuckerung 51
UV-Strahlung 107

V

Verätzungen 117
- Chemikalien 127
- Laugen 127
- Säuren 127

Verbände
- Druckverband 97
- Kreisgang 97
- Schildkrötenverband 97
- Schraubengang 97
- Wundschnellverband 97

Verbandkasten 146
- Großer Betriebsverbandkasten 146
- KFZ-Verbandkasten 146
- Kleiner Betriebsverbandkasten 146

Verbrennung 111
Verbrühung 111
Vergiftung 117
- Alkohol 119
- Aufputschmittel 119
- Halluzinogene 119
- Haushaltsmittel 121
- Kohlenmonoxid 125
- Lebensmittel 123
- Schaumbildner 121

Verkehrsunfälle 15
Verletzung
- Halswirbelsäule 83
- Wirbelsäule 83

Verrenkung 79
Verstauchung 79
Verwirrtheit 45
Vier-Hände-Griff 131
Volumenmangelschock 37

W

Wadenwickel 76
Warnblinklicht 15
Warndreieck 15
Warnweste 15
Wasserrettung 10
Wasserunfälle 25
Wiederbelebung 31
- Säuglinge und Kleinkinder 33

Wirbelsäulenverletzung 83
Wunden 41, 85
Wundschnellverband 103
Wundstarrkrampf 95
Wundverband 99
Wundversorgung 85

Z

Zahnrettungsbox 90
Zahnschmerzen 75
Zeckenkarte 92
Zeckenstich 93
Zerrung 79
Zuckerkrankheit 51

Quellenverzeichnis

Berkefeld,T.; Frie, G. (2021): Gesundheit und Pflege Basiskompetenzen. Hamburg: Verlag Handwerk und Technik.

Bundesministerium für Soziales, Gesundheit, Pflege und Konsumentenschutz (BMSGPK) (2019): Notfall bei Kindern: Ertrinken; unter: www.gesundheit.gv.at/krankheiten/erste-hilfe/kindernotfaelle/ertrinken [13.04.2021].

Bundeszentrale für gesundheitliche Aufklärung (BZgA) (2019): Informationen zur Laienreanimation in Deutschland; unter: http://www.bundesgesundheitsministerium.de/fileadmin/Dateien/5_Publikationen/Gesundheit/Flyer_Poster_etc/Faktenblatt_Laienreanimation.pdf [13.04.2021].

Bundeszentrale für gesundheitliche Aufklärung (BZgA) (2021): Wie funktioniert Wiederbelebung? Unter: www.wiederbelebung.de [04.02.2021].

Deutsches Ärzteblatt International (2015): Tier- und Menschenbissverletzungen: unter: www.aerzteblatt.de/callback/image.asp?id=68860 [04.05.2021].

Deutsches Rotes Kreuz (2021): Erste Hilfe; unter: https://www.drk.de/hilfe-in-deutschland/erste-hilfe/ [04.02.2021].

Deutsche Gesetzliche Unfallversicherung e.V. (2014): Erste-Hilfe-Material; unter: www.dguv.de/fb-erstehilfe/themenfelder/erste-hilfe-material/index.jsp [03.02.2021].

Deutsche Gesetzliche Unfallversicherung e.V. (2015): Erste Hilfe in Kindertageseinrichtungen, DGUV Information 202-089 unter: https://publikationen.dguv.de/widgets/pdf/download/article/1422 [03.02.2021].

DIVI – Deutsche interdisziplinäre Vereinigung für Intensiv- und Notfallmedizin (2019): Reanimationsunterricht aus dem Weltall unter: https://www.divi.de/aktuelle-meldungen-intensivmedizin/reanimationsunterricht-aus-dem-weltall-wir-koennen-10-000-leben-zusaetzlich-retten [13.04.2021]

European Resuscitation Council (2021): unter: https://cprguidelines.eu/ [04.02.2021].

Frie, G.; Menche, N. (2020): Lehrbuch Gesundheit für das berufliche Gymnasium. Hamburg: Verlag Handwerk und Technik.

Frie, G. (2018): Pflege Basis pocket. Hamburg: Verlag Handwerk und Technik.

German Resuscitation Council (2021): GRC Leitlinien Kurzdarstellung; unter: http://www.grc-org.de/files/ShopProducts/download/Leitlinien%20kompakt_final_02.06.2021.pdf [04.06.2021].

Höll-Stüber, E. (2014): KurzCheck Unfällen im Kindesalter vorbeugen. Erste Hilfe leisten. Hamburg: Verlag Handwerk und Technik.

Leyk, D.; Hoitz, J. (2019): Gesundheitsgefahren und Interventionen bei anstrengungsbedingter Überhitzung. In: Deutsches Ärzteblatt Jg. 116, Heft 31–32.

Matreitz, T. (2013): Erste Hilfe Basics. München: Urban & Fischer in Elsevier.

Porst M., Wengler A., et al. (2020): Migräne und Spannungskopfschmerz in Deutschland. Prävalenz und Erkrankungsschwere im Rahmen der Krankheitslast-Studie BURDEN 2020. Journal of Health Monitoring 5(S6): 2–26.

Rothe, L.; Swarek, V. (2017): Erste Hilfe konkret. Braunschweig: Bildungsverlag EINS.

Sirett, D. (2016): Erste-Hilfe-Handbuch: Wissen–Ratschläge – Selbsthilfe (2016). München: Dorling Kindersley Verlag.

Thüner, C.: Ertrinkungsunfälle im Kindesalter; unter: https://www.dlrg.de/fileadmin/user_upload/DLRG.de/BAGEH/VortragTh_ner.pdf [13.04.2021].

Bildquellenverzeichnis

ADAC e.V. – Allgemeiner Deutscher Automobil-Club e.V. (ADAC), München: S. 18/1,2
as-illustration, Rimpar: S. 84/6
DEKRA e.V., Stuttgart: S. 16/2
DIN Deutsches Institut für Normung e.V., Berlin: S. 20/3-5; 147/1-9
dpa-Picture-Alliance GmbH, Frankfurt a.M.: S. 8/1 (Christin Klose/dpaThemendienst); 9/5 (Fotostand); 13 (Julian Stratenschulte); 46/3 (ATP/Fotoarena); 50/2 (Jens Kalaene/dpa-Zentralbild); 60/4 (dieKLEINERT.de/Michael Hoffman); 112/1 (picture alliance/SZ Photo); 118/3 (picture alliance/imageBROKER); 138/1 (Robert Schlesinger/dpa-Zentralbild); 144 (Bodo Marks)
Grafische Produktion Neumann, Rimpar: S. 26/1-4; 28/1,2; 30/1,5; 33/1-3; 36/2,3; 43; 44/1; 46/2; 48; 56/1; 58/1-4; 60/1; 64/3; 68/1,2; 82/1-3; 84/4a-c; 96/1-4; 100/1; 102/1,2; 108/3; 112/2; 116/1; 130/4a,b; 132/1; 134
Hager & Werken GmbH & Co. KG, Duisburg: S. 90/2
Holthaus Medical GmbH & Co. KG, Remscheid: S. 30/4
imago stock&people GmbH, Berlin: S. U1/5 (Klaus Martin Höfer)
iStockphoto, Berlin: U1/2 (SbytovaMN); U1/4 (JanekWD) S. 8/2 (kzenon); 9/3 (TommL); 11/4 (ollo); 22/1 (SAKDAWUT14); 36/1 (Jamiga); 46/1 (Tigatelu); 52/1 (Tunatura); 54/2 (ollo); 66/3 (TommL); 76/1 (scanrail); 76/3 (LukaszPanek); 88/3 (ollo); 109/1 (Foxys_forest_manufacture); 110/4 (ollo); 116/3 (Cavan Images); 140 (Sadeugra); Krausen, Scott, Mönchengladbach: S. 7/; 66/4; 76/4; 80/2
Krausen, Scott, Mönchengladbach: S. 7; 66/4; 76/4; 80/2
Kruse, Jörn, Lüchow (www.joern-kruse.de) – mit Unterstützung durch Ose Zahntechnisches Labor GmbH, Grönwohld: S. 130/1-3
laif Agentur für Photos & Reportagen GmbH, Köln: S. 132/2 (Theodor Barth)
mauritius images GmbH, Mittenwald: S. 66/2 (Manfred Rutz); 70/3 (Ange/Alamy); 94/3 (Klaus-Peter Wolf/imageBROKER); 120/1 (incamerastock/Alamy)
SANISMART GmbH, Waltrop: S. 14/1
Science Photo Library – Ein Unternehmensbereich der StockFood GmbH, München: S. 42/4 (Dr. Marazzi, P.)
Shutterstock Images LLC, New York, USA: U1/3 (vchal); S. 9/1 (Filmbildfabrik); 9/2 (Gajus); 9/4 (bildobjektiv); 10/1 (VanderWolf Images); 10/2 (anela.k); 10/3 (BIGANDT.COM); 11/1 (Bjoern Wylezich); 11/2 (Lilia Solonari); 11/3 (penofoto); 12 (November27); 16/1 (Lasse Ansaharju); 17 (Gorodenkoff); 22/2 (DesignRage); 22/3 (travelview); 24 (Chanclos); 30/2 (Fendizz); 30/3 (Dan Race); 34/1 (phaustov); 34/2 (NeagoneFo); 38/1 (margouillat photo); 38/2 (maramorosz); 38/3 (Lenscap Photography); 38/4 (Alexey Smolyanyy); 42/1 (Lotuscolor); 42/2 (Pongphitak); 42/5 (sima); 42/6 (Romanenkova Daria); 44/2 (Miriam Doerr Martin Frommherz); 52/2 (Madrolly); 54/1 (Mama Belle and the kids); 56/3 (elenabsl); 56/4 (ESB Professional); 56/5 (Jens Molin); 62/1 (Microgen); 62/2 (Microgen); 64/1 (Taya Ovod); 64/2 (Bilderstoeckchen); 66/1 (Veronika Zakharova); 70/1 (Sarit Wuttisan); 72/1 (catinsyrup); 72/2 (Disobey-Art); 74/1 (Anastasiia Kulikovska); 74/2 (Lighthunter); 76/2 (Lipskiy); 78/1 (S. Mahanantakul); 78/2 (oumjeab); 78/3 (Africa Studio); 80/1 (Paladjai); 80/3 (Malota); 84/1 (Rawpixel.com); 84/2 (Yekatseryna Netuk); 84/3 (010110010101101); 84/5 (Khritthithat Weerasirirut); 86 (Le Panda); 88/1 (AUYNantapon); 88/2 (Azret Ayubov); 90/1 (Antonio Guillem); 92/1 (Mirko Graul); 92/2 (Mirko Graul); 92/3a,b (Latypova Diana); 94/1 (Jaromir Chalabala); 94/2 (sima); 96/5 (Photo Win1); 98/1a (Vach cameraman);

98/1b (Lubos Chlubny); 98/1c (design56); 98/2b (design56); 98/3a (Vach cameraman); 98/3b (design56); 98/3c (Impact Photography); 98/3d (Impact Photography); 98/3e (Impact Photography); 98/4 (Thammachak Sotiya); 98/5 (Thammachak Sotiya); 100/2 (Horst Bingemer); 104/1 (Kokhanchikov); 104/2 (RossHelen); 106/1 (nastya_ph); 106/2 (Napoleonka); 108/1 (alexmak7); 108/2 (Irishasel); 109/2 (Ersler Dmitry); 109/3 (InspirationART); 110/1 (Albina Gavrilovic); 110/2 (Africa Studio); 110/3 (Jahanzaib Naiyyer); 110/5 (stihii); 116/2 (Sergey Zaykov); 116/4 (Nomad_Soul); 116/5 (Pixel-Shot); 118/1 (Antonio Guillem); 122/1 (Predrague); 122/2 (Marco Corso); 122/3 (Natalia van D); 122/4 (COULANGES); 122/5 (NeydtStock); 122/6 (COULANGES); 124/1 (Ody_Stocker); 124/2 (Animaflora PicsStock); 126/1 (Rashid Valitov); 126/2 (Chris worldwide); 126/3 (KhamkhlaiThanet); 137 (LeManna); 138/2 (SariMe); 142 (Microgen); 143 (Photographee.eu)

stock.adobe.com: S. 19 (RioPatuca Images); 20/2 (Aintschie); 40 (stephm2506); 42/3 (SENTELLO); 50/1 (vchalup); 60/2 (LIGHTFIELD STUDIOS); 70/2 (Chris Leachman); 74/3 (absolutimages); 106/3 (Peter Atkins); 114 (Henrie); 118/2 (portokalis); 128/1 (InsideCreativeHouse); 128/2 (Rawpixel.com)

Timm, Gabriele, Berlin: S. 99

Total Feuerschutz GmbH, Ladenburg: S. 20/1

Unfallkasse Nordrhein-Westfalen, Düsseldorf: S. 141/1,2

United Nations Economic Commission for Europe, Genf, Schweiz (https://unece.org/): S. 120/2; 126/4

Verlag Handwerk und Technik GmbH, Hamburg: S. 56/2

W.Söhngen GmbH, Taunusstein: S. 14/2; 98/2a

Your Photo Today, Taufkirchen: S. 60/3 (bsip)